FRANCISCO JAVIER FERNÁNDEZ MARTÍN
NIEVES GARCÍA ÚBEDA

NUTRICIÓN CANINA

DESMONTANDO MITOS

Queda rigurosamente prohibida, sin la autorización escrita de los titulares del copyright, bajo las sanciones establecidas por las leyes, la reproducción total o parcial de esta obra por cualquier medio o procedimiento, comprendidos la fotocopia y el tratamiento informáticoTodos los derechos reservados

Primera edición: septiembre de 2024

© Del texto: Francisco Javier Fernández Martín / Nieves García Úbeda
© Maquetación y diseño: Francisco Javier Fernández Martín
© Imagen de cubierta: Francisco Javier Fernández Martín

ISBN Tapa Blanda Amz.: 9798345134122
ISBN: 978-65-266-2784-6
ISBN Ebook: s/n
ISBN Tapa Dura: 9798329474718
D.L.:
Impresión y encuadernación: Club de Autores

Cedro: 2024-05-28T14:03.
Reg. PI: 49/450760.9/24

La lectura te hace más libre y construye una sociedad mejor.
La propiedad intelectual es clave en la creación de contenidos culturales porque sostiene el ecosistema de quienes escriben, de nuestras librerías y de las editoriales.
El autor y la editorial le agradecen que nos ayude a apoyar así la autonomía creativa de todos los autores para que puedan seguir desempeñando su labor. Dirígete a CEDRO (Centro Español de Derechos Reprográficos) si necesitas fotocopiar o escanear algún fragmento de esta obra. Puedes contactar con CEDRO a través de www.conlicencia.com o por teléfono en el 91 702 19 73 / 93 272 04 47.

*Con la barriga vacía,
ninguno muestra
alegría.*

Refranero español.

*Deje que los alimentos
sean su medicina y que la
medicina sea su alimento.*

Hipócrates.

ÍNDICE

Introducción 8
1.- El aparato digestivo del perro 9
2.- Necesidades alimenticios 18
del perro 18
3.- Los cereales en la dieta del perro. La nueva moda de los «grain-free». ¿Un nuevo modelo de Maltrato Animal? 26
4.- Alimentos comerciales. Cómo entenderlos. 32
5.- Ingredientes contra nutrientes 41
6.- Alimentos tóxicos 45
    6.1.- Recipiente para agua y comida 61
7.- Los nutracéuticos 68
8.- BARF. La gran estafa 75
9.- ¿Podría un perro vivir bien con una dieta vegana? ... 83
10.- Castración y nutrición 87
11.- Enfermedades RELACIONADAS 90
    11.1.- Diabetes mellitus 90
    11.2.- Hipotiroidismo 91
    11.3.- Pancreatitis 92
    11.4.- Enfermedad hepática 92
    11.5.- Diarrea 93
    11.6.- Obesidad 94
    11.7.- Problemas cardíacos 95
    11.8.- Alergia 96
    11.9.- Problema urinario 97
    11.10.- Fallo renal 98
    11.11.- Castración 99
    11.12.- Sensibilidad dental, sarro, placa 99
12.- Algunas recetas para comidas caseras seguras 102
13.- Bibliografía 105
14.- Agradecimientos 167

INTRODUCCIÓN

Los perros han formado parte de la vida humana desde hace, al menos, 35.000 años (Fernández Martín, 2022). No es de extrañar que cada vez exista una preocupación mayor con respecto a sus cuidados y su salud, indistintamente del tipo de perro, o de quién sea el propietario[1]. Esto significa que cada vez se destina más dinero a la manutención y, por consiguiente, es necesario entender que la alimentación es el pilar básico y fundamental para poder darle a cualquier animal el mejor de los cuidados. El problema que existe hoy en día es la cantidad de bulos y sesgos informativos que hay en las redes sociales y en distinta literatura. Así mismo, siempre existirá una limitación económica en cuanto a la cantidad de dinero que puede destinarse a realizar estudios y formaciones sobre nutrición, pues es habitual que en una carrera no se profundice en un tema concreto y deban realizarse especialidades. Así mismo, sería interesante que se pudieran hacer más estudios de forma pública y al alcance de todos para que la información fuera libre.

En esta obra se tratará de arrojar algo de luz a todos los mitos sobre la alimentación y las necesidades nutricionales de los perros. Se debe ser consciente de las limitaciones de un trabajo de este calado, por dicho motivo se centrará la atención en la dieta canina, aunque se mostrarán algunos aspectos comparables con la humana y la felina. Los tres pilares fundamentales de cualquier vivienda del Siglo XXI.

---

1 Debido a que la tenencia de un animal se basa en la propiedad de éste, resulta interesante saber que propietario es la palabra que define a quien es, legalmente hablando, el total responsable de un perro, según el Código Civil. Así viene definido en el artículo 333 bis (BOE, 1889-2023).

1.- EL APARATO DIGESTIVO DEL PERRO

> Cuanto más conozco a los hombres,
> más quiero a mi perro.

Las principales funciones del aparato digestivo son: ingestión, propulsión, digestión, absorción y excreción. Pero también la protección del organismo gracias al tejido linfático asociado a la mucosa digestiva (Erich König & Liebich, 2005; Ed. Universidad Autónoma de Barcelona, 2006; Hartenstein & Martinez, 2019; Suchodolski & Steiner, 2003; G., 2009; Gioso & Carvalho, 2005; Weidner, Probst, & Kneissl, 2012; Hoey, Drees, & Hetzel, 2013; L., 2007).

Hay que tener también en consideración que la base del sistema inmune está en el sistema digestivo, algo que más adelante se explicará (Ramiro-Puig, Pérez-Cano, Castellote, Franch, & Castell, 2008).

El fin del aparato digestivo es la digestión de los alimentos, es decir, transformarlos en energía y en productos que sean absorbidos y utilizados por el organismo para las distintas funciones. La digestión se puede dividir en dos tipos básicos: la digestión mecánica y la digestión enzimática (Ramiro-Puig, Pérez-Cano, Castellote, Franch, & Castell, 2008).

Así mismo, cabe señalar que las partes, a grandes rasgos y como principales, del aparato digestivo son: la boca, el esófago, el estómago, la vesícula biliar, el páncreas, el intestino delgado y el intestino grueso (ISED, 2019).

A continuación, se detallará cada parte y utilidad dentro del proceso de digestión.

BOCA

La boca realiza la acción de entrada y masticación física (en aquellos perros que sí lo hacen o deberían), así como la mezcla con la saliva. La saliva se secreta como reacción al aspecto y olor del alimento. Actúa como lubricante para facilitar tanto el proceso de masticación, la deglución y la solubilización de los componentes dietéticos que estimulan a las papilas gustativas del gusto (que por cierto es el único de los cinco sentidos que está mucho menos desarrollado en comparación con el ser humano, eso explica como la ingesta de excrementos o alimentos podridos sean atractivos y no produzcan repulsión de sabor al entrar en la boca).

Así mismo, el paladar blando que tienen los perros, puede ser característico de cada raza, la funcionalidad del mismo va más enfocado a la forma de las vías respiratorias, así, el paladar blando más largo es uno de los factores que afectan al estrechamiento faríngeo (problemas de respiración en perros braquicéfalos), lo que desencadena en problemas respiratorios tanto en su vida normal como a la hora de ingerir alimento (Arrighi, Pichetto, Roccabianca, & Romussi, 2011).

En general, los cánidos son animales que ingieren grandes bolos de alimento sin apenas o nula masticación. De hecho, si se compara, por ejemplo, a perros y gatos, ambos tienen el mismo número de incisivos, pero los primeros tienen más premolares y molares que los gatos, ya que estos se asocian a una mayor masticación y aplastamiento del alimento, lo que es indicativo de una dieta con un mayor contenido de materia vegetal y, por lo tanto, una dieta más omnívora que los felino, es decir, son carnívoros estrictos frente a la calificación de «carnívoros facultativos» de los perros [omnívoros] (Fernández Martín, ¿Por qué amamos a los perros?, 2022).

Como dato de interés, uno de los problemas principales de la boca, sobre todo a medida que el perro se hace mayor, es la acumulación de sarro, placa y la halitosis. Parece que existen varias formas de impedir o tratar este tipo de problemas, uno de

los más habituales es darles pan duro a los perros para que lo muerdan y de esta forma se limpien los dientes (Whyte, Whyte, Monteagudo, García-Barrios, & Tejedor, 2021). Algunos estudios sugieren que se utilicen masticables dentales de distintas marcas para el cuidado de los dientes y luchar, sobre todo, contra el sarro (Carroll, y otros, 2020; Oba, y otros, 2021; Holden & Brennan, 2022; Gawor, Jodkowska, Klim, Jank, & Nicolas, 2021; Gawor, Ziemann, & Nicolas, 2023; Harvey, Shofer, & Laster, 1996; Wallis, y otros, 2016; Brown & McGenity, 2005; WALTHAM, 2016; MARS Petcare, 2023). Algunos masticables no comerciales se pueden realizar de forma casera (Lee, Kim, & Park, 2022), algunos ingredientes de los que se incluyen son en dos formas:
- En polvo: maicena, agar, maltodetrina, proteína de soja.
- El líquido: glicerina, jarabe de maíz, agua.

ESÓFAGO

El alimento pasa de la cavidad oral hacia el estómago a través del esófago. En éste, las células de la capa mucosa secretan un moco que contribuye a la lubricación adicional del bolo alimenticio, lo que facilita su paso y descenso. Cuando el alimento llega al término del esófago, el esfínter cardíaco, un anillo muscular situado en la unión entre el esófago y el estómago, se relaja y permite la entrada al estómago. Este anillo se relaja en respuesta a los movimientos peristálticos del esófago. Una vez pasa el alimento, el esfínter se contrae para prevenir el reflujo del contenido gástrico hacia el esófago o incluso la boca (vómito) (Gory, y otros, 2014; Baloi, Kircher, & Kook, 2013; Habu, Matsushima, Ishikawa, Sha, & Okamoto, 2000).

ESTÓMAGO

El estómago hace como un gran depósito del organismo, permitiendo que los alimentos ingeridos en una comida (procedente de los cánidos salvajes que cazan, ingieren una gran cantidad y la transportan hacia la madriguera con los cachorros), y no continuamente a lo largo del día. Además de la función de depósito, es el inicio de la digestión química de las proteínas, mezcla el bolo alimenticio con las enzimas gástricas y regula como va entrando en el intestino delgado. Las glándulas gástricas, situadas en la capa mucosa del cuerpo del estómago, secretan moco, ácido clorhídrico (HCL) y pepsinógeno (enzima proteolítica) que se transforma en pepsina (digiere las proteínas).

Las secreciones mucosas protegen la mucosa gástrica y también lubrican el alimento ingerido. El HCL es necesario para mantener el pH apropiado para la acción enzimática, actúa alterando ligeramente la composición de las grasas y las proteínas ingeridas, preparando la posterior acción de las enzimas digestivas en el intestino delgado. Junto con la pepsina previamente formada, el HCL, también convierte el pepsinógeno en pepsina, una enzima que inicia la hidrólisis de las moléculas de las proteínas en unidades polipeptídicas (las unidades más grandes son las proteínas, empezando a disgregarse) a más pequeñas.

Tanto los estímulos neurológicos como los hormonales son fundamentales para la secreción de HCL y moco para el estómago. Los estímulos neurológicos se producen en respuesta a la anticipación del acto de comer, al aspecto y sobre todo al olor del alimento, y por último a la presencia de alimento en el estómago. Pero también, los estímulos como el estrés, el miedo y la ansiedad pueden influir sobre las secreciones gástricas y el funcionamiento gastrointestinal del animal. La hormona gástrica es liberada en respuesta a la presencia de alimento y a la distensión del estómago, producida por las glándulas situadas en la antro gástrico (parte más distal del estómago). La gastrina estimula la secreción de HCL y de moco, y también aumenta la motilidad gástrica. Otra hormona, la enterogastrona es producida por las glándulas situadas en la mucosa duodenal. Esta es secretada en respuesta a la presencia de grasas en el duodeno y contrarresta la actividad de la gastrina inhibiendo la producción ácida y la motilidad gástrica (C. B. J., 1974).

Los movimientos peristálticos van mezclando lentamente el alimento ingerido con las secreciones gástricas, preparándolo para su entrada en el intestino delgado. Las células mucosas localizadas en el antro gástrico secretan un moco de ph más alcalino y con menor contenido de enzimas digestivas. La mezcla completa de esta porción produce una masa semifluida de alimento, denominada quimo. El quimo pasa por el esfínter pilórico hasta entrar en el intestino delgado para continuar la digestión. Como el esfínter cardíaco, el esfínter pilórico hasta entrar en el intestino delgado para continuar la digestión. Como el esfínter cardíaco, el esfínter pilórico es un anillo muscular que suele permanecer contraído. Este anillo se relaja en respuesta a unas intensas contracciones peristálticas que se originan en el estómago y se desplazan hacia el intestino. Mientras permanece abierto, este esfínter permite la entrada de pequeñas cantidades de quimo en el duodeno. El esfínter pilórico actúa controlando la velocidad de paso de alimento desde el estómago al interior del intestino delgado. La velocidad de vaciado gástrico resulta afectada por la presión osmótica, el tamaño de las partículas, y la viscosidad del quimo, así como por el volumen y el grado de acidez gástrica. En general, las comidas copiosas tienen una menor velocidad de vaciado que las comidas ligeras, los líquidos salen del estómago con más rapidez que los sólidos, y los alimentos con mayor contenido grado disminuyen la velocidad de vaciado gástrico. Las dietas que como fuente de fibra contienen fibra soluble (si se disuelve en agua) ocasionan una menor velocidad de vaciado gástrico, en comparación con las dietas que contienen fibra dietética insoluble (no se disuelve en agua) (Uchida & Kamikawa, 2007; Reid, ackett, & Wwlbourn, 1961; ISED, 2019; Prokopiw, Hynna-Liepert, Dinda, Prentice, & Beck, 1991).

INTESTINO DELGADO

Antes de llegar al intestino delgado y luego al intestino grueso, la mayor parte de los procesos digestivos que han tenido lugar en perros y gatos han sido mecánicos. El quimo, que atraviesa el esfínter pilórico hasta el duodeno es una masa semilíquida constituida por partículas alimenticias mezcladas con secreciones gástricas. En esta parte del intestino, parte de la digestión es mecánica también, ya que debido a los movimientos de contracciones coordinadas de sus capas musculares. El intestino está dividido en tres partes: duodeno, yeyuno e íleon.

Los hidratos de carbono y las grasas conservan su composición casi sin alterar, pero las proteínas ya llegan parcialmente hidrolizadas en polipéptidos más pequeños. Todo esto significa que la mayor parte de la digestión química y su consiguiente absorción tiene lugar en este tramo de intestino.

A parte de los movimientos peristálticos que hacen de acción mecánica y mezclan el bolo alimenticio, también se secretan a esta parte. Tanto el páncreas como las glándulas localizadas en la mucosa duodenal secretan enzimas a la luz intestinal, que digieran químicamente los lípidos, los hidratos de carbono y lo que queda de las proteínas. Voy a intentar resumir la compleja cantidad de enzimas secretadas y todo el proceso que realizan, de hecho son la lipasa intestinal, la aminopeptidasa, la dipeptidasa, la nucleotidasa, la nucleosidasa y la enteroquinasa. La bilis es otro componente imprtante de la digestión de los nutrientes en el intestino delgado. Es producida en el hígado y almacenada en la vesícula biliar, siendo su función emulsionar las grasas dietéticas y la activación de ciertas lipasas.

En perros y gatos, la digestión química del alimento se completa en esta parte del digestivo, las proteínas, hidratos de carbono y grasas digestibles son hidrolizadas hasta aminoácidos más pequeños, dipéptidos, monosacáridos, glicerol, ácidos grasos libres, monoglicéridos y diglicéridos respectivamente. Y menudo montón de palabrejas hemos soltado en un momento (Kang, y otros, 2020; Paulsen, Buddington, & Buddington, 2003; L. U. S., 1994; K., 2015; Muir, Murray, Fahey, Jr, & Reinhart, 1996; ISED, 2019).

INTESTINO GRUESO

Y llegamos a la parte final de todos los integrantes del proceso digestivo, la llegada del bolo alimenticio llega al final del intestino delgado a través de la válvula ileocecal. El «ciego» es una bolsa intestinal localizada junto a la unión del colón con el intestino delgado. Esta es la parte de intestino que más varía entre especies, siendo muy variable de caballos y conejos (siendo bastante grande y de gran capacidad) con respecto a perros y gatos. De hecho, la del perro, es algo mayor que la del gato, debido a la adaptación del perro a una dieta más omnívora. En esta parte del intestino, se realiza la absorción de agua y algunos electrolitos. A diferencia del intestino delgado, en el grueso no hay vellosidades (por eso tiene una tasa tan baja de absorción comparada con el intestino delgado).

Una característica del ciego y del intestino grueso de perros y gatos es que la digestión bacteriana es muy baja comparada con otros animales. De hecho, y como hemos mencionado, se absorbe agua y electrolitos, pero no tiene mecanismos de transporte activo. Las colonias bacterianas del colon son capaces de digerir cierta cantidad de fibra indigestible de la dieta y algunos nutrientes que se han escapado de la digestión del intestino grueso. El resultado de todo este proceso les otorga a las heces de perros y gatos su característica color y olor.

¿Qué influye en que sean tan características las heces? Pues dependiendo de la materia indigestible presente en la dieta. La digestión bacteriana de estos materiales produce diversos gases, ácidos grasos volátiles y demás subproductos. Además, los aminoácidos con azufre de las proteínas indigeridas producen gas sulfhídrico. Estos gases, junto con los producidos por la llegada de las proteínas, confieren los intensos olores a la materia fecal y gases intestinales. Ciertos tipos de hidratos de carbono como las legumbres y semillas de soja, son resistentes a la digestión por las enzimas del intestino delgado. Estos hidratos de carbono llegan al colon y son atacados por las bacterias, con la consiguiente producción de gases intestinales (flatulencias). Los gases hidrógeno, dióxido de carbono y metano son producidos por la digestión bacteriana de los hidratos de carbono. El grado de flatulencia y de intensos olores fecales en perros y gatos a los que se les suministra dietas escasamente digestibles varía con la cantidad y tipo de dichos alimentos, así como la flora intestinal presente que pueda tener cada animal (Topping & Clifton, 2001; W. S. J., 1998; Hendriks, van Baal, & Bosch, 2012; M. K., 1994; E. S. C., 1978; Rasmussen, y otros, 2002).

OTROS

Otras de las zonas dignas de mención que se encuentran dentro del aparato digestivo son el recto, la vesícula biliar, el hígado, páncreas y ano.

Para no entrar en aspectos muy técnicos, que alargarían el trabajo de una forma que carecería de sentido, habría que decir, a grandes rasgos, que el páncreas segrega enzimas para ayudar a la digestión; la vesícula biliar segrega bilis para ayudar a la digestión; el hígado tiene varias funciones, como la de filtrado y la de segregar en el intestino delgado sus secreciones; el páncreas es otra glándula exocrina y endocrina, pues vierte secreciones y segrega hormonas, como la insulina; para finalizar, el ano, es la última parte del aparato digestivo y por el que se excreta todo el sólido que no ha sido aprovechado en el aparato digestivo y parte de líquido, sobre todo agua (Animalia Formación, 2021; ISED, 2019; Euroinnova, 2022; TechInstitute, 2022; Engel Manchado & García Guasch, 2019; Pibot, Biourge, Elliott, & otros, 2006).

2.- NECESIDADES ALIMENTICIOS DEL PERRO

> Se puede vivir sin perro,
> pero no merece la pena.

El aspecto más importante que se debe entender es que el perro no proviene (o, al menos, no hay pruebas que sean completamente concluyentes) exclusiva, única y directamente del lobo. Como pruebas de ello, existe la evidencia de variaciones numéricas en el gen de la amilasa, llamado AMY2B. Este gen da como indicativo que los perros, en su domesticación, comenzaron con la ingesta de grano y cereal (concretamente el arroz, seguramente por su fácil acceso) (Tonoike, y otros, 2015). Al desconocer el origen concreto del perro, se utilizan una serie de cálculos sobre los que se deben partir para poder dar la ingesta diaria correcta y apropiada a cada ejemplar.

Existe una fórmula, de la cual se debe partir, para poder darle al animal la energía que necesita (hay que diferenciar energía de nutrientes e ingredientes (ver capítulo 5). Para comprender la fórmula, se debe conocer cuál es la variable «K» y entender lo que es la energía metabolizable (EM). Dicha energía es absorbida y digerida en el tubo gastrointestinal, alguna parte de esa energía se elimina por la orina. Para obtener esta energía se resta la de la orina al valor de la energía digestible (Mora Brautigan, 1972). Por tanto, se podría definir como la energía presente en un alimento y disponible para los procesos metabólicos (Hernández Rodríguez & Sastre Gallego, 1999). «K» es una variable que determinará la cantidad de actividad física del cánido. Existen 4 valores estandarizadas: 132, 145, 200 y 300, siendo inactividad, actividad, mucha actividad y un rendimiento de competición, respectivamente. También se necesita conocer el peso del animal para poder completar los datos de la fórmula.

La energía metabolizable se obtendrá en kcal, con la siguiente fórmula:

$$EM = K \times Kg \text{ del perro}^{0,67}\ {}^{*1}$$

La energía que da un pienso viene en el envase (o se puede llevar a analizar), en la zona de etiquetado (por ello es importante conocer el análisis biológico del pienso). Una vez se tiene la cantidad de energía que necesita el cánido, sería tan sencillo como dividirlo por la energía que ofrece el pienso. Se mostrará un ejemplo:

Supóngase que es un perro con una actividad normal (K = 145) y un peso de 30 kilos, por tanto: EM = 145 x 30^0,67 = 1.415,92 Kcal de EM/día. Si se parte del tipo de perro, su tamaño y sus necesidades metabólicas, se tendría que estudiar al animal para comprobar la cantidad idónea. Estas calorías son una estimación de las que se deberá partir, es posible que el perro requiera un 25 o 30% más, en función del metabolismo que tenga el propio ejemplar, la raza, la actividad real...

A modo de detalle (Gaviria Arango, 2016; Elices Mínguez, 2010; Risso, 2016; Diez & Nguyen, 2002; Agudelo González, 2008; Fernández Martín, 2021), se señalarán algunas características de las necesidades alimenticias que puede tener cualquier perro (en verdad, cualquier animal) en función del tipo de nutriente:

LA ENERGÍA

Es el componente más importante que se debe considerar en una dieta. La forma de obtener esa energía es midiéndola, dicha medición se calcula con la energía química de los alimentos.

[*1] 0,67 es la función de potencia más adecuada sobre requerimientos energéticos. Parece que la potencia de 0,88 puede supravalorar las demandas energéticas y 0,65 podría infravalorar las demandas en perros pequeños en fase de mantenimiento.

Ésta se expresa en unidades de calorías o kilocalorías (Kcal, de aquí en adelante). Una caloría es la energía que se usa para elevar un gramo de agua desde 14,5 a 15.5 °C. Este dato es importante para poder desarrollar la fórmula anterior.

EL AGUA

Es el nutriente más importante para el organismo de cualquier animal. Aunque los animales pueden perder casi toda su grasa corporal y más de la mitad de sus proteínas, una pérdida de un 10 % de agua puede ser letal. Se estima que entre el 50 y el 80 % del cuerpo de los animales es agua. La distribución del agua en el cuerpo del animal varía en función del órgano que se analice, por ejemplo, la propia grasa o los huesos tienen menos de un 30 % de agua, el hígado, músculos y sangre están comprendidos entre un 70 y un 85 % de agua, mientras que la materia gris, linfa y el líquido cefalorraquídeo están comprendidos entre un 85 y un 99 % de agua. De ahí se puede deducir la importancia de mantener siempre la hidratación de nuestros animales y controlar la pérdida de agua a través de la temperatura del ambiente y la humedad relativa. La forma de hidratar perfectamente a un perro es que disponga de agua ad libitum.

Una de las funciones principales del agua es la de ser el disolvente universal de los compuestos, medio de transporte de nutrientes y productos de desecho, absorción para el aparato digestivo, torrente circulatorio y líquidos tisulares, ayuda a la excreción de orina, heces y sudor. Regula la temperatura corporal. Ayuda a realizar la hidrólisis, sin procesamiento químico. Amortiguador y lubricante de las articulaciones... por ello es importante que no existan alimentos que absorban en exceso la humedad, tal como ocurre cuando se realiza un aporte de huesos (por el tuétano, que resulta ser un compactador).

La necesidad hídrica de cada perro va a variar en función de la raza, del sexo, del ejercicio... Se estima que el perro puede necesitar entre 1 y 1,5 litros de agua diarios (Salas-Salvadó, 2000, pág. 10). Existe una fórmula para realizar esta estimación, se ha de tener en cuenta el porcentaje de mantenimiento (30 %), el peso corporal, así como la variable fija de 70 ml. Esta fórmula se utiliza para el mantenimiento hídrico del perro una vez ha perdido alguna cantidad de agua. Parece que se pueden tomar otras directrices para controlar la hidratación, se estima que un perro adulto puede necesitar entre 60 y 80 ml/kg de agua, mientras que un cachorro necesitará en torno a 120 ml/kg diarios (Escudero Sánchez, 2010). Así mismo, parece que la pérdida de agua al realizar ejercicio está en 10 ml/kg/h (Otto, y otros, 2017; Stephens-Brown & Davis, 2018). Los perros «no sudan» y, por tanto, la pérdida de electrolitos se produce a través de la saliva o la orina (Otto, y otros, 2017). Los tramos de hidratación pueden controlarse con algunas pautas, por ejemplo, menos de un 5 % es prácticamente imposible de controlar; entre un 5-8 %, se aprecia en las mucosas secas o la pérdida de elasticidad en la piel; entre el 8-10 % se puede comprobar con los ojos hundidos o un incremento de la frecuencia cardíaca; entre el 10-12 % el pulso será débil y habrá algún signo de taquicardia; finalmente, más de un 12 % producirá un colapso y la muerte inminente (Martínez, 2021; Escudero Sánchez, 2010; Elices Mínguz, 2010). Para una correcta hidratación en animales sanos es importante que tengan agua de acceso libre, limpia y fresca. Debido a que el cloro que se usa para potabilizar el agua (0,2-1,5 ml/L) se evapora en un día (incluso en ocasiones en horas, en función de la temperatura (Fernández Martín, 2023)), sería conveniente realizar cambios de agua diarios (Rubino, Corona, Pérez, & Smith, 2018; Zheng, He, & He, 2015; Stout, Tellinghuisen, Wunder, Tatko, & Rydbeck, 2019; How, Kristiana, Busetti, Linge, & Joll, 2017), así mismo, es importante la correcta limpieza del cuenco del agua y de la comida para evitar la formación de biopelículas (capa de origen microbiano formada y adherida en una superficie), pues se ha demostrado que hay bacterias que pueden sobrevivir en este tipo de formaciones durante horas, y que pueden ser resistentes a las bajas concentraciones de cloro (hasta 27 mg/l), por ejemplo, la Salmonella puede resistir hasta 9 días, E. Coli hasta 8 y Shigella hasta 5 días en superficies secas, en superficies húmedas pueden vivir varios meses (también se incluyen aquí las heces secas de perros infestados) (Abney, Bright, McKinney, Ijaz, & Gerba, 2021; Donlan & Costerton, 2002; Ahmad, Dignum, Liu, Medema, & van der Hoek, 2021; Yonezawa, Osaki, & Kamiya, 2015).

LOS HIDRATOS DE CARBONO

Los hidratos son los principales constituyentes energéticos de los vegetales (60-90 % de su peso). Se pueden dividir en simples y compuestos. Los simples son los monosacáridos (azúcares simples): glucosa, fructosa y galactosa; los disacáridos: lactosa, sacarosa, maltosa y celobiosa; y los trisacáridos: rafinosa. Los polisacáridos son la unión de los monosacáridos (moléculas de almidón, glucógeno y dextrina) puede ser descompuesta por hidrólisis por las enzimas endógenas del tracto gastrointestinal: almidón, glucógeno, dextrinas, fibra, etc. Concretamente, la glucosa es esencial para el Sistema Nervioso Central. El glucógeno es una fuente de suministro de energía para el corazón. Conviene recordar que se debe tener cuidado en el exceso de ambos compuestos, pues si se consumen en exceso pueden provocar una metabolización en grasa corporal, pudiendo ser almacenada, lo que desembocaría en obesidad. El producto principal de la digestión de los carbohidratos en los monogástricos es la glucosa originada principalmente a partir del almidón. Constituye, así mismo, el material inicial para los procesos de síntesis. La glucosa se mueve por el organismo a través de la sangre y su nivel (glucemia) se mantiene dentro de unos límites bastante estrechos (70-100 mg/100 ml, en monogástricos). Este nivel es el resultado de dos procesos opuestos: paso de glucosa a sangre procedente del alimento y de la acumulada en el hígado y otros órganos y salida de glucosa del torrente circulatorio con fines de oxidación y síntesis en los tejidos donde sea requerida (hígado, cerebro, músculos, etc.). Este proceso implica el paso de la glucosa circulante a glucógeno (glucogénesis) que se desarrolla fundamentalmente en el hígado, y la reconversión del glucógeno en glucosa (glucogenólisis).

LOS LÍPIDOS

Son las grasas necesarias para la dieta del perro. Estos compuestos se clasifican de forma conjunta a su solubilidad en disolventes orgánicos ya que son insolubles en agua. Se dividen en saponificables e insaponificables. Los primeros se dividen en simples y compuestos. Los simples son los triglicéridos y los compuestos son los flicolípidos, fosfolípidos, ceras... Los insaponificables no contienen energía, tales como el colesterol, esteroides, terpenos (vit. A, etc.), etc. La función principal de los lípidos es almacenar energía y, sobre todo, aislar y proteger del frío, así se evita la pérdida de calor corporal, por ello es importante saber qué raza de perro es la que se tiene, porque las medidas de grasa corporal varían bastante y, donde se piensa que tienen un exceso de grasa, puede que sea su medida justa y estén bien de salud. Como podría ocurrir con un husky o, incluso, con algún tipo de labrador retriever.

LAS PROTEINAS

Son moléculas complejas que contienen carbono, hidrógeno, oxígeno, nitrógeno y la mayoría es azufre. Las proteínas tienen varias funciones, entre otras, mantener estructuras de pelo, uñas, tendones, ligamentos, cartílagos; el control de la glucemia, el transporte de la hemoglobina, transferrina, retino y, sobre todo, cabe destacar que el sistema inmunológico se ve beneficiado porque previene al organismo frente a enfermedades. El valor biológico de las proteínas es un porcentaje de proteína absorbida que es retenida por el organismo. Es una medición de la capacidad del organismo para convertir aminoácidos absorbidos en tejido orgánico. Se realiza midiendo el nitrógeno del alimento, las heces y la orina. La fórmula que se utiliza es:

$$(N_{alimento} - (N_{heces} + N_{orina})) / N_{alimento} - N_{heces}$$

LAS VITAMINAS

Son sustancias que funcionan como enzimas esenciales, para ayudar en procesos metabólicos del organismo. No son fuente de energía. El organismo no genera vitaminas y se deben suministrar en la dieta. Se pueden dividir en liposolubles e hidrosolubles. En las primeras se encuentran la vitamina A, D, E y K. El exceso de vitaminas se almacena en el hígado. En las segundas se encuentran las del grupo B y la vitamina C. Se absorben de forma pasiva en el intestino delgado y se excretan por la orina; a diferencia de las liposolubles, que se excretan por las heces a través de la bilis. Como ejemplo, la vitamina A, afecta a la visión, en los bastones de la retina el retinal se junta con la opsina, lo que da como resultado una proteína llamada rodopsina. Es un pigmento sensible a la luz, lo que permite la adaptación a la luminosidad en los perros. Así mismo, parece que existe cierta predisposición genética en cuanto a la mutación natural del gen T4K (Zhu, y otros, 2004). Si hubiera un déficit de vitamina A, los perros podrían llegar a tener ceguera nocturna. También ayuda al crecimiento óseo y es esencial en la creación de esperma en los machos y de los ciclos menstruales en las hembras. Ayuda a mantener la piel y las mucosas del tracto respiratorio y gastrointestinal.

LOS MINERALES

Elementos inorgánicos esenciales para los procesos metabólicos del organismo. Se dividen en macroelementos y microelementos. En los primeros se encuentran: calcio, fósforo, magnesio, etc. Y, en los segundos, se localizan: hierro, cobre, yodo...

3.- LOS CEREALES EN LA DIETA DEL PERRO. LA NUEVA MODA DE LOS «GRAIN-FREE». ¿UN NUEVO MODELO DE MALTRATO ANIMAL?

> Al principio Dios creó al hombre, y
> viéndole tan débil, le dio al perro.

Es bastante habitual la desinformación con respecto a los cereales. Grupúsculos de distintas redes sociales, sin formación profesional alguna, comparten información sin contraste científico y tendencioso. Caben señalar distintos aportes nutricionales de estos ingredientes y de las distintas formas en los que se pueden encontrar.

Tal como se indicó en el capítulo anterior, el perro no proviene del lobo exclusivamente y las partes comunes, han cambiado tanto, que sus aparatos digestivos son bastante diferentes. Hace milenios que el perro y el lobo se separaron genéticamente (si es que, como se ha podido ver al inicio del libro, han correspondido al 100% entre ellos), tal como han demostrado distintos análisis genéticos sobre ellos y sobre su sistema digestivo. Sobre todo, puede verse esta diferencia en la adaptación del perro a los almidones (Axelsson, y otros, 2013), así como que requieren una dieta mayor de almidón y la absorción de glucosa (Arendt, Fall, Lindblad-Toh, & Axelsson, 2014). Distintas fuentes de almidón de cereales (maíz y arroz entre otros) dio una digestibilidad de entre el 98 y el 99 % (Carciofi, y otros, 2008), en el cambio de la mandíbula: apiñamiento de los dientes, reducción del tamaño de las mandíbulas superior e inferior (significaba docilidad en zorros y visones (L. Pendleton, y otros, 2018; Toledo González, y otros, 2020; Wilkins, Wrangham, & Fitch, 2014)), se puede distinguir entre lobos y perros de forma 100% confiable (Yravedra, Maté-González, Courtenay, González-Aguilera, & Fernández, 2019). La forma de asimilar las proteínas y sus excesos, sobre todo por épocas invernales donde no hay caza y el lobo no puede alimentarse (Lahtinen, Clinnick, Mannermaa, Sakari Salonen, & Viranta, 2021), también existen diferencias entre la glucoquinasa y la hexoquinasa, dos enzimas que intervienen en el metabolismo de la glucosa; mientras que el hígado del gato tiene hexoquinasa activa, no tiene glucoquinasa activa, la diferencia reside en que el gato o el lobo sí son carnívoros estrictos y los perros no (L. MacDonalds, R. Rogers, & G. Morris, 1984). También existe similitud con el aparato digestivo del ser humano por la cantidad de bacteroides (microbiomas) que existen en el intestino (Coelho, 2018). De hecho, en un estudio donde se comprobó el metabolismo de la glucosa de los mamíferos, sacó como conclusión que la diferencia entre el humano y el perro está en torno a 150 nmoles, mientras que la del gato y la del humano tiene una diferencia de casi 550 nmoles (John & JJ, 1976). La arginina es otro aminoácido extremadamente necesario en el gato, pero en el perro no tanto (G. Morris, 1985). En definitiva, todo apunta a que el sistema digestivo del perro es más parecido al del humano que al del lobo (la comparación con el gato es por su similitud al estado primitivo), lo cual también explica su facilidad para la domesticación (seguramente fuera al revés [si es que proviniese del lobo] y es que su domesticación hizo en él estos cambios genéticos) (Bosch, A. Hagen-Plantinga, & H. Hendriks, 2015; Pabst, 2020; A. S. Dodd, J. Cave, L. Adolphe, K. Shoveller, & Verbrugghe, 2019).

El cereal es la fuente de almidón por excelencia (junto a granos y semillas), una fuente de polisacáridos y, por consiguiente, de energía. También el cereal (integral o no) es una fuente de riboflavina, tiamina, vitamina B6, vitamina B3, colina, magnesio, hierro, potasio, selenio, fibra dietética, etc. (ISED, 2019). Incluso existen estudios que ratifican el uso de arroz blanco, integral o maíz como distintas fuentes fiables de hidratos y sostienen que tienen ventajas contra el cáncer, la obesidad, diabetes, algunas enfermedades cardiovasculares, anti-mutágenos, ayudan a mantener niveles óptimos de taurina, ésta funciona en sinergia con la metionina y la cisteína, son antioxidantes… (de Godoy M. R., 2013). El maíz también ayuda a la digestibilidad del almidón en el tracto intestinal (Gajda, y otros, 2005) y también reduce la respuesta glucémica en perros adultos, es rico en vitamina B y E, así como que es un buen antioxidante y anticancerígeno (de Godoy, Kerr, & Fahey, 2013). Cabe añadir sobre la fibra, que también depende del tipo de perro, es decir, si es de una raza grande, mediana o pequeña la cantidad de fibra a aportar es diferente. Así, para un perro de raza grande, el objetivo general es limitar cualquier ingrediente que pueda aumentar el nivel de residuos fermentables no digeridos, por tanto, se recomiendan fuentes de proteínas y almidones altamente digestibles para mantener una tolerancia digestiva óptima (Weber, Biourge, & Nguyen, 2017).

Uno de los problemas habituales que se encuentran en perros, y motivo por el que existe mucha controversia con respecto a los cereales en los mismos animales, es que no se conocen las partes por billón permitidas. La culpa de este problema es, en primer lugar, de los fabricantes de piensos que no siempre eligen alimentos de consumo humano y, en segundo lugar, de los gobiernos, que permiten la creación de piensos con distintas materias primas y con distintos niveles de tóxicos. Por ejemplo, las aflatoxinas B1 en cacahuetes de consumo humano sería 0,008 mg/kg (en la parte comestible, no en la cáscara) (DOUE, 2023), mientras que en el pienso para perros se permitirían hasta 0,02 mg/kg (DOCE, 2002). Esta diferencia puede provocar distintas alergias o intolerancias, no en sí a los cereales, sino a los tóxicos que puedan llevar, así se localiza en el arroz que el tóxico permitido en alimentación humana es de 0,005 mg/kg, mientras que en la alimentación animal sería de 0,02 mg/kg. Así mismo, pueden existir otros problemas, que no sólo afectan a los perros, sino a los humanos. Se desconoce la forma de cultivo de los cereales, por ejemplo, hay celíacos a los que la forma en que se hayan plantado los cereales le afecta a la cantidad de gluten que puedan tener. Igualmente se podría mencionar la cantidad de cereales transgénicos que existen, y los que son «naturales»; son los conocidos como cultivos GM (genéticamente modificados) y parece ser Monsanto el único que tiene la comercialización de este tipo de maíz (cereales en general), cabe matizar que *«genéticamente modificado» no es una descripción precisa porque todos los cultivos son GM a través de mutaciones naturales e hibridación natural y duplicación del genoma, seguidas de mediante la cría selectiva para mejorar la calidad y cantidad de los cultivos. Estas modificaciones genéticas son aleatorias, no dirigidas y, por lo general, implican cambios a gran escala en el genoma de la planta que no han sido caracterizados. Por el contrario, la ingeniería genética implica la introducción precisa y específica de un fragmento de ADN que se ha caracterizado minuciosamente y los cultivos transgénicos resultantes caracterizados mediante métodos científicamente validados* (Delaney, Goodman, & Ladics, 2018). El hecho de que sea transgénico significa que son cereales modificados genéticamente, es decir, se han modificado para volverse resistentes a insectos, herbicidas, modificación de nutrientes, etc. Este tipo de modificaciones pueden ser las causantes de tantas alergias en alimentos para perros, igual que puede ocurrir en alimentos para humanos, como ocurre con las alergias a la profilina. Lo interesante de los GM es que, en estudios realizados, parece que no afectan a la salud, ni suponen un riesgo peligroso, pero ante el aumento de intolerancias y alergias al que cada vez el ser humano está más habituado, en comparación con las generaciones anteriores, cabe tener sospechas de que en algo debe afectar aunque, de momento, parece no poderse demostrar científicamente (Nicolia, Manzo, Veronesi, & Rosellini, 2014; Delaney, Goodman, & Ladics, 2018; Brookes & Barfoot, 2013; Nicolia, y otros, 2015;

Kumar, y otros, 2020; C. G. , 2021; Chilcoat, Liu, & Sander, 2017; Hickey, y otros, 2019).

Otro problema fundamental de los cereales es saber cuál elegir. Existen una infinidad de cereales que pueden aportarse en las dietas de los perros, pero lo que sí parece necesario en todos ellos es que deben cocinarse para que los almidones se puedan digerir más fácilmente (influye la cantidad de amilasa que tienen los perros, tanto estomacal como salival (ptialina) (Hong, Oh, Kim,, & Seo, 2019). Hay indicios de que el aceite de salvado de arroz ayuda a eliminar el colesterol provocado por el aceite de coco (Rong, 1997), lo mismo ocurre con el aceite de maíz en comparación con el aceite de coco (Maki, 2018), puesto que algunos estudios apuntan a que el aceite de coco puede provocar problemas cardiovasculares tanto en humanos como en perros, por ser un aceite saturado (Eyres, 2016; Cox, 1995; Khaw, 2018; Reiser, 1985; Sankararaman, 2018). El arroz puede perjudicar la mucosidad del estómago y el duodeno, sin embargo, con tomar agua a la vez, este problema se evita, puesto que el agua convierte la masa de arroz en papilla y deja de ser dañina (X., 2000; Furihata, 1996). Así mismo, también el arroz negro puede funcionar como gastroprotector, gracias al tocoferol y al orizanol (Tonchaiyaphum, 2021), ambas sustancias se encuentran en los distintos arroces, aunque difieren en las cantidades, por ejemplo, en el salvado de arroz blanco es superior al del arroz integral y estos parecen ser superiores a cualquier arroz pigmentado (negro, rojo, morado…) (Goufo, 2014). También cabe mencionar que algunos estudios revelaron que la ingesta de arroz provoca un aumento de mucina (desde lubricante natural hasta ayudante del sistema inmune) a lo largo de todo el aparato digestivo (Liu Y. Y., 2020; Murai, 2018; Meldrum & Chotirmall, 2021). Lo que hay que entender es que es importante tener los nutrientes balanceados y en su justa medida, tanto los excesos como las deficiencias pueden acarrear ciertas patologías, pero no existe causa, salvo las intolerancias reales, para eliminar de la dieta de un perro los cereales, en sus distintas formas, siempre ajustándolo a sus necesidades nutricionales y buscando la mejor opción relación calidad/precio, pero siempre se deben evitar los alimentos *grain free*.

4.- ALIMENTOS COMERCIALES. CÓMO ENTENDERLOS.

> Debidamente entrenado, el hombre puede llegar,
> a ser el mejor amigo del perro.

Existe una cantidad ingente de piensos comerciales. Fabricantes, marcas, modelos, submarcas de marcas... parece una tarea difícil y lo cierto es que no existe un pienso que se adapte a todos los perros, pues es algo imposible teniendo en cuenta la diferencia genética que existe entre un ejemplar y otro, incluso entre familiares; del mismo modo que las necesidades nutricionales tampoco son exactamente iguales para unos que para otros.

Lo primero que se debe entender es que los piensos dan acceso a una cantidad abundante de ingredientes a unos precios ajustados. Es decir, tienden a ser más baratos de fabricar que si se les tuviera que hacer la comida día a día a cada perro, ya no sólo por los ingredientes y el espacio necesario para guardar la comida, sino por lo complicado de balancear, equilibrar, completar, comprobar y analizar una comida, si se quiere estar seguro de que se le da un aporte nutricional apropiado.

La idea de los piensos surgió hacia el siglo XIX, pero lo cierto es que no fueron muy populares (¿quizá por precios y la capacidad adquisitiva de quienes debían comprarlo?) hasta prácticamente finales del siglo XX. Hasta no hace muchos años, era habitual ver a los perros comer las sobras de la casa, aquella comida que no iba a ser degustada por los dueños, mendrugos de pan, restos de carnes... pero lo cierto es que ya en pleno siglo XXI la preocupación por la alimentación de los perros ha aumentado mucho, seguramente por ser un miembro más de la familia (lo cual podría dar para otros libros). Todas estas preocupaciones han llegado al desarrollo de piensos de distintos tipos, para distintas patologías, gustos, formas, razas, tamaños, estado de castración, etc., y no es descabellado teniendo en cuenta que la producción en masa siempre será mucho más barata que la producción en bajas cantidades. Ahora bien, lo que habría que preguntarse es sobre la calidad de los distintos piensos y qué normativas cumplen.

El primer problema que aparece a la hora de elegir el pienso es que se desconoce cómo se fabrica. A nivel nutricional, es importante encontrar un alimento que sea equilibrado, que haya sido fabricado con productos aptos para consumo humano y que, en la medida de lo posible, no se hayan usado ciertos subproductos, o, cuanto menos, saber cuáles han sido puesto que no todos tienen problemas nutricionales. Ahora bien, en caso de que un alimento haya sido elaborado con subproductos, no significa que sea de mala calidad o que no sea equilibrado. Para entenderlo, se debe saber que un subproducto es un *producto secundario elaborado además del producto principal* (AAFCO, 2021). En este punto, cabe señalar un ejemplo. De la remolacha azucarera se obtiene el azúcar, el cual representa el ingrediente principal, en su división, también se obtiene la pulpa de remolacha, la cual representa un subproducto, pero no por ello es de mala calidad. El Reglamento Europeo 1069/2009 es la Ley encargada de regular la prohibición o autorización de algunos subproductos para consumo tanto animal como humano, por ejemplo, parece que las plumas están prohibidas su consumo tal como estén en origen, puesto que pertenecen a la categoría 3 (CE, 2009), sin embargo, sí se permite la utilización de alguna parte tras cambiar de forma, como ejemplo, se extraen algunos aminoácidos de las plumas de las aves para elaborar piensos, del mismo modo, esos extractos se utilizan para realizar jarabes para la tos de los niños y algunas leches maternizadas. Dicha normativa ha sido consolidada en el año 2012 (BOE, 2012). Fue a raíz de ir encontrando enfermedades (como la EEB[1]), cuando decidieron desarrollar

---

[1] N. del A. Encefalopatía Espongiforme Bovina, conocida como la enfermedad de las vacas locas. Parece ser que se originaba en el Sistema Nervioso Central (Fernández Martín, 2021).

esta normativa. Se decidió partir de la eliminación de los subproductos animales derivados del sacrificio, tras quitar lo que sí es para consumo humano. Esto supondría un costo elevadísimo económicamente hablando y también medioambiental (aunque no se explican las razones), por tanto, se estableció el uso de estos subproductos para piensos, productos farmacéuticos y cuero. La normativa es extensa y explica detalladamente cuándo y cómo se deben utilizar este tipo de productos, productos que son autorizados y usados en piensos para mascotas, por eso es importante entender que un producto puede ser equilibrado y muy nutritivo aún incluso cuando se ha utilizado este tipo de productos como origen. Por ejemplo, si se tiene un enunciado donde ponga «proteína de ave» y otro «muslitos de pollo deshuesado», ambos pueden estar hablando de subproductos, pero al ver los porcentajes de producto con respecto a los de proteína, se puede comprobar la digestibilidad y la pérdida entre los datos, cuanto menor sea el número, mejor será el pienso (se recomienda cautela en ese sentido). Así mismo, según un estudio, parece que los subproductos se digieren peor que las carnes de consumo humano frescas (Murray, Patil, Fahey, Jr, & Hughes, 1997). El aspecto de los subproductos se desarrollará en el capítulo 5.

Encontrar un alimento equilibrado significa que va a aportar todo lo necesario al cánido de forma balanceada para no provocarle ningún tipo de patología, ya sea por déficit como por superávit, por ejemplo, un pienso con un elevado porcentaje de proteínas puede acarrear que no sean consumidas y se conviertan en grasa corporal, lo que le provocaría obesidad (o incluso que se defequen). También el exceso de proteína puede aumentar la urea y esto, a su vez, puede provocar problemas renales; si existiera algún tipo de déficit, esto podría suplementarse con productos nutracéuticos (ver capítulo 7), suele ser habitual ver bajos índices de sulfato de condroitina o glucosamina (condoprotectores), así como niveles de calcio y fósforo, los cuales deben funcionar en sinergia para que ambos sean metabolizados y no hagan de limitantes.

Los alimentos aptos para consumo humano son comidas donde todas las partes que han sido utilizadas para su fabricación, son aprobadas para que un humano pueda consumirlas (como lo mencionado anteriormente sobre los niveles de tóxicos). Muchos piensos son elaborados con subproductos, órganos que no son los más recomendables para el consumo (sobre todo el hígado, vísceras, etc.,), porque su valor nutricional y biológico es bastante bajo en comparación con las partes que sí son recomendadas para consumo humano. Aunque cabe señalar que el uso de algunos de estos subproductos puede hacer que se fabriquen piensos completamente equilibrados y muy nutricionales. Así mismo, sería interesante que los fabricantes colocaran tablas nutritivas reales en los piensos, es decir, que mostraran la lista de nutrientes (que no ingredientes) y sus cantidades, de esta forma se podría conocer si siguen alguno de los estándares de nutrición o si son fórmulas propias. Del mismo modo que se podría saber si esos alimentos son buenos o no para el perro con cierta patología, por ejemplo, conocer el aporte de algún aminoácido puede ser positivo para controlar problemas renales (Rizo, Treviño, Arellano, & Aburto, 2012).

Así mismo, cabría mencionar los distintos alimentos que se pueden encontrar en el mercado común:

- Alimentos secos: son los más habituales, se caracterizan porque el pienso tiene muy poca humedad y prácticamente es un alimento seco.
- Alimento húmedo: Son alimentos que contienen un 80% de agua aproximadamente y rara vez son alimentos completos y equilibrados. Tienden a estar enfocados a los patés, que tiene un alto contenido en grasa.
- Alimento semiseco: incluyen azúcares simples y tienen una textura intermedia entre los dos alimentos anteriores, tienen

un menor contenido en grasa y el aporte energético es bastante limitado.

En todos estos alimentos hay que controlar la cantidad de proteína que se da a un perro, así como de grasa. Esto va a variar en función de la raza de perro, la edad que tenga y la actividad física. Si el perro es un cachorro o es una madre gestante, se debe aportar más proteína de la habitual, por el desgaste y el metabolismo que tienen, sin embargo, si son ancianos, se debe aportar menos cantidad de proteína para que el riñón no sufra en exceso, pero tampoco reducirla a niveles muy bajos. Una proteína de entorno al 25 % puede ser apropiada para un perro adulto sin patologías, así como un 32 % puede ser útil para perros deportistas de competición. Los cachorros requerirán algo intermedio, en torno al 30 %. La materia grasa deberá estar en un 18 % en cachorros y en adultos en torno al 15 %. Para poder calcular de una estimada la proteína real, se deben sumar todas las que aparecen en la lista de ingredientes, restando 2/3 a las frescas. Una vez se tengan, se obtendrá el valor aproximado que aportará de proteína (esto debe cogerse con cautela y aproximación, puesto que la carne contiene más elementos que sólo proteínas, pero sirve como estimación). Cabe señalar que, para evitar copias de fórmulas de piensos, las leyes establecen «márgenes de error» en el muestreo de los compuestos y de los resultados analíticos, pero la regla de una diferencia de un 3 % ya da indicios sobre el tipo de alimento. También es importante conocer el tipo de carne que aparece en el pienso, si en el etiquetado no aparece el tipo de carne, es imposible saber lo que se le da al animal, igual que si no aparecen los porcentajes, aunque sean orientativos. No es lo mismo que haya un 80 % de carne de pollo fresca, que simplemente haya carne de pollo. Igual que tampoco es lo mismo que incorpore carne de ave (sin especificar el tipo de ave), que si tiene como ingrediente único la carne de ternera (Fernández

Martín, 2022), así mismo, se debe tener en cuenta el lugar donde aparece en el etiquetado, pues, aparentemente, cuanto más cercano al primer ingrediente, debería significar que más cantidad lleva del mismo.

A nivel comercial existen varios grados, en función de su calidad: super premium, premium, estándar, económicos. A nivel científico se desconoce realmente cuáles son los reglamentos que se siguen para llegar a esas catalogaciones. En realidad, no existe o no se conoce normativa al respecto. Por desgracia para el consumidor, un precio más elevado de un pienso no siempre es garantía de calidad, puesto que intervienen muchos factores a la hora de poner precio a un producto, tales como el precio por publicidad, el costo del transporte (un pienso medio puede encarecerse si viene en barco desde la otra punta del mundo), personal, el porcentaje que se lleven las tiendas o veterinarios en sus ventas, los impuestos que existan en el país fabricante o en la importación, costos intermedios, aduanas, etc. Eso sí, parece que en las etiquetas de los piensos se debe seguir un orden. El primer ingrediente que aparece es el que mayor contenido lleva en ese pienso, el resto de ingredientes irán apareciendo por ese mismo orden, hasta llegar al último, del que seguramente lleve un aporte ínfimo. Así mismo, ocurre con el análisis en cuanto a vitaminas y otros nutrientes. Además, pueden existir varias formas de mostrar ingredientes, puesto que puede existir un producto general como «pollo» y presentarse deshuesado, deshidratado, como harina, hidrolizado, etc. Cada forma de presentar el producto tiene sus ventajas y sus inconvenientes. Si se tiene un enunciado donde ponga «proteína de ave» y otro «muslitos de pollo deshuesado», ambos pueden estar hablando de subproductos, pero al ver los porcentajes de producto con respecto a los de proteína, se puede comprobar la digestibilidad y la pérdida entre los datos, cuanto menor sea el número, mejor debería ser el pienso. Como ejemplo, si se tiene un 60 % de proteína de ave y un 60 % de muslitos de pollo deshuesado, pero en el análisis se obtiene un resultado de 55 y 50 %, respectivamente, significaría que la «proteína de ave», sin especificar el tipo, tiene más valor nutricional que los «muslitos de pollo deshuesado», aunque el nombre no sea tan atractivo a nivel comercial, ni de quien lee el etiquetado.

Como dato a tener en cuenta, hay que coger con cautela el etiquetado de los piensos. La razón es la siguiente. Si la ley obliga a indicar los ingredientes, no obliga a indicar el valor nutricional de estos, lo que da lugar a ciertos equívocos. Según la guía nutricional de la FEDIAF, un perro adulto debe ingerir 95 kcal/kg0,75. La proteína, la cual debe ser de 21,00 g, debe estar compuesta por: *arginina, histidina, isoleucina, leucina, lisina, metionina, metionina+cistina, fenilalanina, fenilalanina+tirosina, treonina, triptófano, valina.* Debido a que esta descomposición no viene indicada en el etiquetado, resulta imposible conocer si el aporte de proteína es completo o no, o si el fabricante compensa unos aminoácidos con otros y obtiene el valor total de unos u otros ingredientes. Así ocurre con la grasa, los minerales, vitaminas, etc. Por ello, se debería hacer hincapié en que en el etiquetado pusiera si siguen las directrices de la FEDIAF, la NRC o alguna otra asociación *oficial* (FEDIAF, 2020). Así mismo, el orden de aparición de los ingredientes en el etiquetado sólo muestra el orden por peso. Es decir, si aparece al principio la información de 70 % de pollo fresco y en octavo lugar aparece 25 % de harina de pollo, el pollo fresco pesa más, pero su aporte nutricional puede ser menor que en el caso de la harina. Si al 70 %, siguiendo la regla de la frescura, se le quitan 2/3 de agua, da como resultado menos de 25 % de aporte, aunque el peso físico de las piezas haya sido mayor (sirva esto como estimación y calcúlese con cautela).

Existe una obsesión con la compactación de las heces. En muchos piensos se utilizan distintos productos para compactar las heces, tales como la celulosa o la harina de hueso (por el tuétano). La celulosa que se usa en los piensos para perros es la misma que se utiliza para fabricar papel o cartón, existen dos procesos para la obtención de la celulosa (Sanz Tejedor, 2006):

1. **Mecánico**: se tritura y muele la madera. Se somete a temperatura de 140 ºC y se obtiene celulosa con lignina (sustancia que hace amarillear los libros).
2. **Químico:** se usan agentes químicos, como algunos tipos de lejías, para su cocción.

Parece que la mayoría de la celulosa obtenida es por medios químicos (76-24 %), lo que podría sacarse como conclusión es que en la mayoría de la industria alimenticia que los piensos contengan celulosas, éstas se habrían obtenido mediante procesos químicos (Sanz Tejedor, 2006). Así, se debe tener especial cuidado con el aporte de celulosa, aunque en algunos animales es importante su aporte nutricional, como en los caballos o en algunos tipos de peces, como los plecostomus, en el perro pueden ser perjudiciales para la digestibilidad del almidón, la grasa, etc. (Kienzle, Dobenecker, & Eber, 2001; Prola, Dobenecker, Mussa, & Kienzle, 2010).

El sentido de meter estos productos para compactar las heces simplemente es una técnica comercial y de venta, pues a nivel nutricional, la celulosa es bastante poco digestible, y como se ha podido comprobar, puede interferir en la digestibilidad de otros compuestos. También perjudica la absorción de agua y la misma de nutrientes (A. Donadelli & G. Aldrich, 2019; F. Burrows, S. Kronfeld, A. Banta, & M. Merritt, 1982), también se utilizan distintos productos como fibra en función de la palatabilidad, el aroma, etc. (Koppel, 2015). Por ello, es importante encontrar un alimento que contenga la fibra apropiada, sin obsesionarse con las distintas formas de las heces, lo importante es que las heces tengan una forma tubular y que se vean con humedad, de esta forma se podrá saber que el perro está hidratado y que los nutrientes de la comida han sido absorbidos por el intestino, así se cumple su función principal: la nutrición (Fernández Martín, 2022).

Así mismo, en el WSAVA se puede encontrar una guía bastante extensa que hace referencia a la evaluación nutricional de un alimento, para mayor conocimiento se recomienda su lectura, accediendo a través de la página oficial www.wsava.org.

5.- INGREDIENTES CONTRA NUTRIENTES

Si un perro no viene a ti después de mirarte a la cara,
es mejor que vayas a casa y examines tu conciencia.

Es difícil saber el motivo, pero es habitual centrar el foco de atención de la alimentación en el ingrediente y no en el nutriente, que en realidad es lo importante a nivel nutricional (claro que, en el aspecto, olor, sabor, etc., es al revés). Cuando se dispone de un pienso, la lista que aparece siempre es la de los ingredientes, pero no la de los nutrientes. Del mismo modo ocurre en dietas BARF, caseras y en la mayoría de uso comercial. En realidad, esto es un grave error porque, aunque se disponga de ciertas estandarizaciones con respecto al aporte de un ingrediente, lo necesario en la nutrición de cualquier animal la da el nutriente y no el ingrediente. Esto no significa que el ingrediente no sea importante (puesto que no todos los nutrientes de todos los ingredientes se absorben igual), sino que existen factores que se deberían de poder ver en el etiquetado y que podrían ser determinantes a la hora de alimentar a nuestros perros. Siempre que el nutriente pueda ser absorbido por el organismo y metabolizado, la procedencia es menos importante que el resultado final, por ello se pueden encontrar piensos con un mismo tipo de carne, pero con distinto nivel nutricional. Así, por ejemplo, se encuentra que la harina de pescado tiene un 86% de digestibilidad, mientras que el pescado puro tiene un índice más bajo. Ambos ingredientes aportan proteína, pero la cantidad del nutriente que es absorbido por el organismo no es la misma. Del mismo modo, la harina de cereal tiene mayor digestibilidad que los granos de cereales (Bednar, y otros, 2001), así como las harinas de maíz, cebada, patata, sorgo y trigo (Murray, Fahey, Jr, Sunvold, & Reinhart, 1999). Esto significa que el valor biológico y nutricional de un alimento se ve por su capacidad de digestión, es decir, por la cantidad de elementos que son absorbidos por el organismo y utilizados para cada función concreta del desarrollo (dar energía, aporte mineral, de vitaminas, etc.). También parece que las proteínas hidrolizadas ayudan a aumentar los linfocitos T auxiliares, lo que se traduce en que activan el sistema inmunológico (Masuda, Sato, Tanaka, & Kumagai, 2020). Se puede cambiar el ingrediente y se podría conocer cuál es el nutriente y su valor real, que es donde debería hacerse hincapié en cuanto a la ingesta alimenticia. Resulta interesante conocer cómo los gusanos de la harina son una fuente importante de proteínas (Smola, y otros, 2023). Los insectos como ingrediente se desarrollarán más en el apartado de los tóxicos, pues aunque el nutriente es el mismo, al variar el ingrediente no necesariamente es beneficioso (capítulo 6).

Tal como se explicó en el capítulo anterior, la pulpa de remolacha es un subproducto de la caña azucarera y, a nivel nutricional, es más que recomendable y saludable para los perros. Otros ejemplos que se encuentran en nuestra dieta podrían ser los aceites, centrándose en el aceite de oliva virgen extra. El ingrediente principal es la aceituna y tras un proceso físico (en otros aceites se usa químico, como en los aceites refinados de girasol o mezclas en los aceites de oliva) de triturado, prensado (también se usa un centrifugado) y filtrado, se obtiene el aceite de oliva (La Española, 2023). De forma similar ocurre con el vino, los subproductos que se generan al producir vino, tienen potentes efectos, tales como podrían ser los estudiados contra el cáncer al utilizar la fibra de la uva que se obtiene tras el desperdicio para obtener el vino (López-Oliva, Agis-Torres, Goñi, & Muñoz-Martínez, 2010). También son ricos en polifenoles (antioxidantes, antiinflamatorios, anticancerígenos, cardioprotectores, vasodilatadores…), fibra dietética y ácidos grasos poliinsaturados (omega-3, omega-6…), tocoferoles, cartenoides, etc. (Alfaia, Costa, Lopes, Pestana, & Prates, 2022; Grasso, Estévez, Lorenzo, Pateiro, & Ponnampalam, 2024). Otros subproductos que se obtienen de algunas plantas (como del romero y el *Polygonum cuspidatum*) son los conocidos como compuestos fenólicos, son los futuros sustitutos de los aditivos sintéticos, se utilizan como conservantes ya que son antioxidantes, antimicrobianos, antifúngicos y antiinflamatorios (Agaj, Peršurić, & Pavelić, 2022; Parisi & Dongo, 2019). Cabría mencionar que existe cierto riesgo de contaminación de campilobacteriosis y de infección por Salmonella en piezas crudas (Meyer, Thiel, Ullrich, & Stolle, 2010), también puede existir contaminación por micotoxinas y se deben realizar controles más exhaustivos (Lopes, y otros, 2023). Otro subproducto utilizado en alimentación animal es el concentrado de semilla de tomate, es rico en ácido gálico, quercetina, ácido transcinámico y carotenoides, todo ello tiene propiedades anticancerígenas y antimutagénicas (Agaj, Peršurić, & Pavelić, 2022; Gebeyew, Animut, Urge, & Feyera, 2015). Del cáñamo se obtienen otros subproductos, como las semillas y el aceite que tienen beneficios para la alimentación animal, sobre todo porque tienen escaso contenido de THC, el cual sí resulta tóxico para los animales (Semwogerere, Katiyatiya, Chikwanha, Marufu, & Mapiye, 2020). Debido a que no sólo de las plantas se obtienen subproductos nutritivos para animales y humanos, cabe hacer mención a los subproductos cárnicos. Estos son los que tienen peor fama entre las redes sociales, sin argumento científico real, pues existe una lista bastante extensa de subproductos de las carnes que son más nutritivos que muchas piezas de carnes con mejor «pinta». Como ejemplo, existe la gelatina y el quitosano. Estos subproductos se obtienen de los huesos y la piel de los animales sacrificados. El quitosano es antimicrobiano, antitumoral y antioxidante, es decir, es de alto valor biológico y nutricional. Así mismo, la gelatina se utiliza como aporte proteico puro, pues contiene aminoácidos tales como la hidroxiprolina y la hidroxilisina. Estos aminoácidos no son esenciales, sin embargo, el primer aminoácido ayuda a la cicatrización de las heridas y el segundo se utiliza contra reacciones alérgicas (Elgadir & Mariod, 2022). Así mismo, la gelatina que es el subproducto principal de pieles de cerdos, bóvidos, aves, etc, se utiliza como gelificante, estabilizante, texturizarte y emulsionante. El colágeno, otro subproducto de la misma familia, se utiliza para regenerar piel dañada, heridas, etc. (Elgadir & Mariod, 2022).

Un subproducto estrella, muy utilizado y valorando en la industria de fabricación de piensos animales y en diferentes dietas a las de los piensos de croquetas (natural, BARF, casera, suplementación, etc.) es la levadura de cerveza. De cada 100 litros de cerveza se obtienen unos 3 kg de levadura como subproducto. Es rica en polifenoles, antioxidantes… (San Martín, y otros, 2023). La levadura de cerveza tiene beneficios para la salud, se utiliza como probiótico, ayuda a la digestibilidad, mejora la piel y el brillo del pelaje (Bastos, y otros, 2023; Otero, Cabello, García, & López, 2000; Castro Muñoz, Jiménez., Xavier, & Ortega Ojeda, 2017).

Otros subproductos muy utilizados son los hidrolizados de proteínas, este tipo de alimento (subproducto) contribuye a una mejor digestibilidad y palatabilidad; este tipo de productos genera péptidos bioactivos (Liu, Xing, Fu, Zhou, & Zhang, 2016; Toldrá, Reig, & Mora, 2021). Así mismo, algunos hidrolizados se utilizan para la absorción de hierro. Otro subproducto como la globina se usa como emulsionante, gelificante y un reemplazo de la grasa. El concentrado de suero ayuda a impulsar el sistema inmunológico (Toldrá, Reig, & Mora, 2021).

Todos estos subproductos son beneficiosos y necesarios en la alimentación canina, incluso en animales que padecen ciertas alergias o intolerancias a un ingrediente, se les puede dar un subproducto para obtener el nutriente necesarios sin que padezcan esas dolencias, así ocurre con algunas harinas o hidrolizados, pues aportan el nutriente necesario para el correcto desarrollo del animal.

6.- ALIMENTOS TÓXICOS

Los perros no son toda tu vida,
pero hacen tu vida completa.

La lista de alimentos tóxicos que se pueden encontrar para perros y gatos es extensa, por limitaciones del trabajo, se centrará la atención en los alimentos típicos humanos que tienden a darse a los perros.

El primer alimento y, seguramente, el más preocupante es el ajo (aunque en realidad son todos los de su familia: cebolla, ajo, chalote, cebolleta, puerro, cebollino…), debido a que puede provocar problemas serios a los perros, tales como la anemia hemolítica, hipertensión, metahemoglobinemia, cuerpos de Heinz o hemorragias (Kovalkovičová, Šutiaková, Pistl, & Šutiak, Some food toxic for pets, 2009; Cortinovis & Caloni, 2016; Kang & Park, 2009; Yamato, y otros, 2005). Estos alimentos se tienden a utilizar como «antibiótico natural» y como «desparasitantes». Estas intoxicaciones son debidas a los azufres, sulfóxidos, tiosulfatos, sulfuros alifáticos (di-, tri- y tetrasulfuros de alilo y propilo), disulfuro de n-propilo, etc., que existen en esas plantas. Parece ser que con 15 g, ya hay riesgo de intoxicación, de hecho, se han hecho algunos estudios sobre el uso del ajo como desparasitante en algunos animales (caballos, por ejemplo) y el resultado observado fue que con una cantidad de 40 g de ajo fresco no fue suficiente para eliminar parásitos (Buono, y otros, 2019), cuando para eliminar pulgas y garrapatas hacen falta en torno a un 20 % de concentración, en etanol, para poder eliminarlas (M. Aboelhadid, A. Kamel, M. Arafa, & A. Shokier, 2013; Nchu, R. Magano, & N. Eloff, 2016). Otros estudios advierten que con 5 g de ajo entero/kg una vez al día, durante 7 días, ya existe disminución en el recuento de eritrocitos, hematocrito y la hemoglobina; se observa que los compuestos activos son la alicina y el ajoeno (Kovalkovičová, Šutiaková, Pistl, & Šutiak,

2009). Parece que no existe antídoto, propiamente dicho, a esta intoxicación, salvo el hacerle vomitar si no han pasado más de 2 horas desde la intoxicación y siempre que no existan más problemas. También se puede administrar carbón activado después de que hayan acabado los vómitos, incluso en algunos casos la única solución es realizar trasfusiones de sangre (Cortinovis & Caloni, 2016). Así mismo, sobre la cebolla parece que una cantidad de 5 g/kg en gatos y de 15-30 g/kg en perros ha provocado cambios hematológicos importantes (Kovalkovičová, Šutiaková, Pistl, & Šutiak, 2009). El ser humano es la especie más resistente a estos tóxicos, pero existe alguna preocupación con respecto a algunas razas (de mayor preocupación a menor: negros, asiáticos, judíos, kurdos, etc.) por una deficiencia genética de glucosa-6-fosfato-deshidrogenasa (Guzmán-Rodríguez, Cortés-Cruz, Rodríguez-Carpena, Coria-Ávalos, & Muñoz-Flores, 2020; Gersten & Tango, 2020; M. Braunstein, 2020).

El aguacate es otro alimento que, gracias a la humanización del perro y del gato, se da como parte nutricional, sin embargo, existen estudios que contemplan dos tóxicos potenciales dentro de éste, no sólo en el hueso o la piel, sino también en la carne (pulpa) (Rivas-Gil, Lárez V., Amaro-Luis, & Bahsas B., 2006; Kovalkovičová, Šutiaková, Pistl, & Šutiak, 2009). Estos tóxicos son la persina y la isopersina. Así mismo, parece que la semilla del aguacate se usa como abortivo en algunos países (Colective, Sage-Femme, 2008, pág. 11). Se estima que la cantidad de tóxico depende de varios factores, tales como el tipo de aguacate, la variedad e incluso el árbol de donde salga. Cabe señalar que el alto contenido de grasa del aguacate puede provocar pancreatitis (Kovalkovičová, Šutiaková, Pistl, & Šutiak, 2009; Google Patents, 2019). Debido al desconocimiento real de cada compuesto tóxico en función del aguacate, es recomendable no darles ninguno.

El chocolate es otro de los alimentos tóxicos para los perros y gatos, la sustancia tóxica que se encuentra en el cacao es la teobromina (que es una metilxantina), es la causante de distintas afecciones, sobre todo en el aparato digestivo y, en general, en el cuerpo. Existen estudios en los que se ha revelado que la ingesta de chocolate (indistintamente de la cantidad) puede provocar algunos problemas en perros, tales como temblores, vómitos, diarreas, etc. (Wingart, Hartmann, & Kohn, 2021; Cortinovis & Caloni, 2016), en otros casos puede agravar algún problema neurológico (Scotti, 2021). Según otros, parece que deben ingerirse cantidades superiores de chocolates para resultarles tóxicos[1]. Hasta la fecha, parece que no existe un antídoto específico para combatir la intoxicación por teobromina, por ello es mejor evitarla siempre, en cualquier cantidad, aunque existen algunos remedios que pueden funcionar, como el carbón activo, pero depende del animal, de la cantidad ingerida y de si se trata a tiempo al observar los síntomas (Mangieri, 2012; Miller & Cornish, 1984). A esta metilxantina hay que añadir otras, como la cafeína y la teofilina. Muchos alimentos humanos, además de los distintos tipos de chocolates, pueden contener este grupo de metilxantinas, entre ellos, el té, el café, el cacao puro, nueces de cola, bayas de guaraná, la hierba mate... En humanos, superar la ingesta de 3 mg/kg/día de cafeína puede llegar a provocar efectos adversos (Curran & Marczinski, 2017), aunque otros estudios estiman que hasta 600 mg/día pueden causar arritmias, pero son leves, transitorias y reversibles (Turnbull, Rodricks, Mariano, & Chowdhury, 2017; Cortinovis & Caloni, 2016). Otros síntomas que pueden darse por la intoxicación de las metilxantinas son: agitación, temblores, vómitos, jadeo, poliuria, polidipsia, diarrea, taquicardia, taquipnea, hipertermia, deshidratación, hiperlactatemia, hipocalemia, hiperglucemia leve, alanina aminotransferasa leve (Weingart, Hartmann, & Kohn, 2021). Así mismo, las metilxantinas evitan la coagulación de la sangre, afectan de forma negativa al fibrinógeno (proteína que se forma en el

---

[1] Algunos estudios apuntan a que un consumo de más de 90 mg/kg de peso, pueden ser letales; como parece complicado conocer los porcentajes de teobromina de los distintos alimentos con cacao, es mejor evitar su ingesta, en cualquier medida (Mangieri, 2012).

hígado) y a la protrombina (otra proteína también formada en el hígado). En situaciones de necesidad y bajo control médico, este tipo de sustancias se han utilizado para evitar intoxicaciones por cloroformo (FIELD, GRAF, & LINK, 1952).

El azúcar es uno de los alimentos que por sí no resulta tóxicos, pero que pueden estar entrelazados con otros que sí lo resultan, como el xilitol. El xilitol es un edulcorante que se utiliza en algunos alimentos y ayuda a que el animal libere insulina. Puede provocar una caída de los niveles de glucosa en sangre (una dosis de 0,03 g/kg es suficiente para provocar hipoglucemia (DuHadway, Sharp, Meyers, & Koenigshof, 2015)). La ingesta de xilitol puede provocar lesión hepática (Cortinovis & Caloni, 2016). Con respecto al azúcar de mesa o sacarosa no es una cuestión de que los animales puedan metabolizarla o no, sino que se trata de que el perro es un animal que, a pesar de ser omnívoro, tiene una fuerte tendencia a ser carnívoro, y en la carne, el contenido de azúcares (hidratos) es más bajo que en otros alimentos. El consumo directo de sacarosa por parte de un perro con mucha frecuencia implica que puedan aparecer diversos trastornos metabólicos como diabetes, así como problemas de obesidad. No es que el azúcar de mesa sea perjudicial en sí mismo, sino que abusar de él puede ser perjudicial para el animal, del mismo modo que podría serlo para cualquier otra especie, incluida la humana. Además, hay que añadir que existen muchos tipos de azúcares, que no dejan de ser una forma de hidratos de carbono, que al convertirse en energía y no usarse, pueden acabar desencadenando diabetes, obesidad y otro tipo de patologías en el perro. Entre estos azúcares, se localizan: la fructosa, la galactosa, la lactosa, la alosa, la glucosa, la idosa, etc. Por ello, es importante entender que, si se abusa de la ingesta de alimentos con azúcares, puede provocar distintas patologías en el perro y en el gato. En efecto, se puede observar que alimentos que contengan un 30 % de galactosa pueden provocar diabetes, ceguera y cataratas en los perros; para frenar (que no curar) el problema, se utilizaron distintas dosis de aldosa reductasa, siempre bajo control veterinario (Kador, Takahashi, Sato, & Wyman, 1994; Pippitt, Li, & Gurgle, 2016). Así mismo, cabe mencionar que aquí pueden incluirse todo tipo de bebidas azucaradas, refrescos, etc. No sólo deben evitar darse a los perros y gatos por sus altos índices de azúcar, sino por también por la cafeína. Del mismo modo estas bebidas carbonatadas pueden provocar problemas de malabsorción de calcio.

Las uvas, las pasas, las pasas sultanas y las grosellas pueden causar insuficiencia renal en el perro. Una dosis de pasas de 2.8 mg/kg y de 1 uva por cada kg de animal, puede resultar tóxico, así, por ejemplo, si un chihuahua de 2 kg comiera 2 uvas, podría tener problemas renales (Cortinovis & Caloni, 2016; Eubig, y otros, 2005; M. Mazzaferro, 2004). Todo parece apuntar a que la ingesta de estos alimentos aumenta el nitrógeno ureico y la creatinina sérica. Una posible toxina podría ser la acrotoxina A (Ravelo Abreu, Rubio Armendáriz, & Gutiérrez Fernández, 2011; Ed, 2018). También resultan tóxicos los tamarindos y el bitartrato de potasio (crémor tártaro), pues tienen el mismo efecto en los perros que con el obtenido en las uvas (Wegenast, y otros, 2022; Bates, Tizzard, & Edwards, 2023).

El laetrillo (amigdalina) es una sustancia tóxica que al ser ingerida se convierte en cianuro, muchas semillas de frutos la contienen, como son los damascos, nueces crudas, habas de lima, almendras, trébol y sorgo. Esta sustancia se utiliza, en dosis muy controladas, para tratar el cáncer y en pruebas realizadas en perros con esas mismas concentraciones, la mayoría falleció o tuvo problemas neurológicos, pero en otras dosis puede ser incluso letal (Schmidt, Newton, Sanders, Lewis, & Conn, 1978; Instituto Nacional de Cáncer, Consultado 2023; Graham & Traylor, 2023). El inicio de los problemas (en humanos) comienza con concentraciones en sangre de 40 mol/L y el tratamiento habitual es con carbón activo (50 g en adultos, 1 g/kg en niños hasta máximo 50 g), también pueden utilizarse tiosulfato de sodio

(12,5 g en 50 ml, vía intravenosa durante 30 minutos en adultos, en niños es de 7 g/ml y no debe excederse de los 12,5 g), nitrito de sodio (300 mg o 10 mg/kg vía intravenosa durante 3-5 minutos en adultos, en niños es de 0,2 ml/kg, sin exceder 10 ml) e hidroxocobalamina (5 g intravenosa, durante 15 minutos) (Graham & Traylor, 2023; Doman, Aoun, Truscinski, Truscinski, & Aouthmany, 2022). Así, parece que 0,15 mg/kg de peso corporal (del tóxico) ya es suficiente para provocar lesiones neuropatológicas (Soto-Blanco, Marioka, & Górniak, 2002), de este modo, es posible que con la ingesta de 6-7 almendras, pueda resultar tóxico para un niño pequeño (~15 kg de peso) (Marco Campos, Sequí Canet, Revert Gomar, & Angelats Romero, 2022). Del mismo modo, se deben evitar las nueces de macadamia pues pueden provocar vómitos, ataxia, hipertermia, dolor abdominal, etc.; parece que con una dosis de 0,7 g/kg es suficiente para causar estos efectos (Cortinovis & Caloni, 2016).

Las nueces son otro alimento que puede resultar tóxico para los perros, las dosis que provocan dicha toxicidad son variadas. Desde los 2,4 a los 62,4 g/kg. Depende mucho del tipo de nuez, la variedad elegida, la procedencia y los tóxicos que pueda albergar. Por ahora, se desconoce cuál o cuáles pueden ser, pero hay sospechas de aflatoxinas, oxalatos y otros tipos de tóxicos (Botha & Penrith, 2009; Wu, Xie, & Xu, 2018). Las aflatoxinas pueden producirse, sobre todo, en alimentos que son almacenados durante largos periodos debido a los materiales utilizados para almacenamiento, sobre todo enfocado a los plásticos, pues influye la permeabilidad, el intercambio de gases y la humedad con el medio externo, se recomienda utilizar PET para almacenar este tipo de productos, sin embargo, se usa habitualmente el LDPE, que es peor para este cometido (Macri, y otros, 2020; Rostaher, y otros, 2017; Coleman & Merola, 2016). Los oxalatos también se encuentran en alimentos como los ruibarbos, las espinacas, la remolacha, el apio, las acelgas, quinoa…

La lista de edulcorantes artificiales que son tóxicos para los perros es bastante extensa, se comenzará por el aspartamo del cual se han reportado casos donde ha provocado un aumento de la fenilalanina, lo que puede causar problemas neurológicos (Maher & Wurtman, 1987). Otros estudios realizados sobre este edulcorante concluyeron que promovía la obesidad y la intolerancia a la glucosa (Gul, y otros, 2017). La sacarina fue asociada a cambios en el metabolismo de la glucosa en ratones (Suez, y otros, 2014), sin embargo, debido a las dosis utilizadas y a otros estudios, se determinó que en humanos podía no influir en este tipo de modificaciones metabólicas (Ahmad, Friel, & Mackay, 2020). La sucralosa no puede ser usada en cocinados superiores a 120 ºC porque puede formar compuestos tóxicos tales como las dibenzo-pdioxinas (PCDD), los dibenzofuranos (PCDF) y los cloropropanoles (Bundesinstitut für Risikobewertung, 2019). El Acesulfamo-K puede tener efectos laxantes y en cantidades elevadas puede tener riesgos cancerígenos (Bian, y otros, 2017), así mismo, puede provocar disbiosis y lesiones intestinales (Hanawa, y otros, 2021). Sobre otros endulzantes, como el neotamo, el ciclamato y el alitamo, al ser relativamente nuevos aún no hay estudios suficientes para sacar conclusiones sobre su consumo, aunque los primeros estudios enfocados en ratas apuntan a que no son buenos para los animales (Weihrauch & Diehl, 2004). Existen otros edulcorantes, los llamados «alcoholes del azúcar», donde se encuentran: el manitol, sorbitol (provocan gases, calambres o diarrea [pueden ser laxantes]), eritritol, glicerol, hidrolizados de almidón hidrogenado (HSH), isomaltitol, lactitol, maltitol y xilitol (Nolte Kennedy, 2022), este último, cuando es ingerido por los perros, promueve la liberación de insulina, lo que causa una bajada de glucosa en sangre (hipoglucemia), puede provocar ataxia, depresión, convulsiones y colapso, así mismo, puede causar daño hepático y la muerte (Kovalkovičová, Šutiaková, Pistl, & Šutiak, 2009). Para finalizar, cabe mencionar la estevia, uno de los edulcorantes más utilizados, si bien en humanos parece que no se han hallado informes de efectos adversos, en ratas sí se ha demostrado que pueden provocar infertilidad (Peteliuk, Rybchuk, Bayliak, Storey, & Lushchak, 2021; M. S., 1999), así mismo, la FDA tiene informes desfavorables sobre su uso como alimento, pues existe información toxicológica inadecuada (FDA, 2021), sin embargo, parece que la estevia se ha usado con fines veterinarios para el control de la hipertensión en perros, de forma intravenosa y controlada en la clínica (Liu, y otros, 2003).

Las bebidas alcohólicas son tóxicas para los animales, sobre todo para perros y gatos. Su intolerancia al etanol (contenido no sólo en bebidas, sino en perfumes, enjuagues bucales, manzanas pasadas, masa de pan sin cocer…) puede provocarles convulsiones, efectos neuropatológicos (agrandamiento ventricular lateral, adelgazamiento cortical en el lóbulo temporal del cerebro...) y problemas generales del sistema nervioso central. Parece que con una dosis de 5 ml/kg ya puede resultar perjudicial (L & G. G., 2003; Hansen, y otros, 1991). Así, la forma de saber cuánto alcohol tiene una bebida se observa en su graduación. Fue el francés Gay Lussac, quien dio origen a este tipo de mediciones, gracias al cual se puede comprobar que, si una bebida alcohólica tiene un volumen de 13 %, significa que su ABV (Alcohol by Volume, volumen de alcohol), iría referenciado a que existen 13 cc en 100 cc (Murphy, 2015). Así, si se toma de ejemplo un vino habitual, por ejemplo, un Rioja Crianza de 2019 de las bodegas Burgo Viejo, se obtiene que, del total de la botella de 0,75 L, tiene un volumen de 13,5 %, es decir, que cada 100 ml de vino, 13,5 ml son etanol.

El cianuro (amigdalina, taxifilina, hidrangina, linamarina, lotaustralina, prulaurasina, sambunigrina, durrina… [cianogénicos]) es uno de los tóxicos más potentes que existen y se encuentra en muchas semillas de varias frutas, a destacar: melocotón, almendra, pera, albaricoque, ciruela, uvas, manzana, drupas del rhodotypos scandens, melón, sandía, yuca, laurel, casabe, ceibo de agua, etc. Es importante evitar que el perro ingiera cualquier tipo de estas semillas, pues la cantidad de cianuro en cada una varía en función del tipo de alimento, tipo de semilla, variedad, etc., se estima que la cantidad de cianuro sea de 2 mg por semilla. Una dosis de 0,82 mg/kg es suficiente para provocar disnea y taquicardias (Salkowski & Penney, 1994; Castillo García & Martínez Solís, 2007; Gonzalo Restrepo, 2017).

El THC (tetrahidrocannabinol) es una sustancia cannabinoide psicoactivo que es albergado por varias plantas. La más famosa es la planta de marihuana, aunque no es la única que contiene esta toxina. El THC puede encontrarse en las hojas, semillas, tallos y en la flor (o cogollo) de todas ellas. Lo que varía es la cantidad de sustancia. Otras plantas que contienen esta toxina son: echinacea, acmella oleracea, helichrysum, rádula marginata, camellia sinensis. Parece que la dosis letal para perros está en 3 g/kg. Se debe tener cuidado con la cantidad de alimentos que existen con estos activos, pues en muchos países se usan como «condimento», los signos clínicos más habituales son la depresión, hipersalivación, midriasis (agrandamiento de la pupila), hipermetría, vómicos, incontinencia urinaria, temblores, hipotermia y bradicardia (bajo ritmo cardíaco) (Fitzgerald, Bronstein, & Newquist, 2013; Fitzgerald, y otros, 2022; Brutlag & Hommerding, 2018).

Los lácteos son otros productos que deben evitar darse a los perros. Los cánidos carecen de la enzima llamada lactasa, la cual ayuda a sintetizar la lactosa. El yogur es uno de los alimentos que más polémica suscitan, puesto que contiene lactosa, pero en cantidades más bajas que la leche o el queso. El yogur es un producto fermentado (Kok & Hutkins, 2018) y no es tan perjudicial para los intolerantes a la lactosa porque contiene una enzima llamada β-galactosidasa (Zhao, y otros, 2022). Este problema enzimático se conoce desde, al menos, el año 1903 (T., 1994). Hay que recordar que la leche que toma cada perro varía en función de la raza a la que pertenece, por ejemplo, en la leche de husky se encuentran oligosacáridos libres (tetrasacárido) mientras que en labradores y otras razas no (Fernández Martín, 2022), y por ello no hay que confundir la leche de la lactancia materna, con la leche de vaca u otros tipos de lácteos.

Hay algunos peces y mariscos que están contaminados con una palitoxina. Esta toxina es originaria de los corales de Hawái (del género palythoa), lo que provocó que algunas algas fueran contaminadas, se llegó a llevar dicho tóxico al alimento de muchos animales marinos. Este tipo de tóxicos incluso se han localizado en corales utilizados para acuariofilia, es decir, corales que se importan o que se obtienen de mares cercanos, se colocan en acuarios en casa o en lugares públicos. Los contactos a través de heridas con los corales fueron suficientes para provocar una intoxicación. La concentración que llegó a obtener de palitoxina fue de 2 a 3 mg/g (Hoffmann, y otros, 2008; Cagide, y otros, 2009). Parece que una ingesta de 25 ng/kg es letal para un conejo (C. H., 2009) y de 33 ng/kg para perros (Wiles, Vick, & Christensen, 1974), así mismo, estas toxinas provienen de los famosos zoanthus (zoanthid), tan usados en estos ecosistemas artificiales, con los cuales se debe tener cautela, tanto el ser humano, como el perro y el gato, sobre todo el gato, que tiene costumbre de subirse a muebles y acuarios (Ramos & Vasconcelos, 2010; Pelin, Brovedani, Sosa, & Tubaro, 2016; Sud, Su, Greller, Majlesi, & Gupta, 2013; Riobó Agulla, 2008).

Las patatas, un tubérculo tan cotidiano y habitual, utilizado en la industria alimenticia canina es un alimento que puede resultar tóxico por dos compuestos que alberga llamados solanina y chaconina. Estos tóxicos pueden reducirse si la patata se cocina a más de 170 °C, cuanto menor sea el cocinado de la patata, más toxicidad puede albergar, de la misma forma que cuanto más verde esté la misma, más tóxica resulta. Así se pueden encontrar estas sustancias en cantidades tan dispares como 0,2 mg/g o 1 mg/g. Parece que para el ser humano puede resultar tóxica una cantidad superior a 400 mg. En estudios en ratas parece que entre 32,3 y 42 mg/kg ya resulta tóxico (Simões, 2008; Patil, Sharma, Salunkhe, & Salunkhe, 1972), en conejos que recibieron 20 mg/kg les causó la muerte y perros que recibieron 6 mg/kg se vio afectada la colinesterasa, sustancia que ayuda a hacer funcionar el sistema nervioso central (Patil, Sharma, Salunkhe, & Salunkhe, 1972). Así mismo, algunos estudios relacionan la miocardiopatía dilatada por contener patatas como ingrediente natural (¿quizá por el exceso de este tipo de toxinas?) (Adin, y otros, 2021; Smith, Parnell, Lai, Rush, & Freeman, 2021). A este alimento deben unirse los tomates, las berenjenas, los pimientos, la hierba mora, cerezo de Jerusalén. Por supuesto, sobre todo se debe evitar consumir estos alimentos crudos o sin madurar, aunque en el caso de los tomates es conveniente distinguir las variedades y los tomates inmaduros (los cuales tienen solanina y chaconina en cantidades elevadas), pero esto es muy difícil saberlo porque el fabricante nunca lo indica (Friedman, Tam, Cheng, & Land, 2020).

Algunas setas pueden resultar tóxicas para los perros, igual que para los gatos y los seres humanos. Las que provocan la toxicología son las amatoxinas (amanitina [alfa, beta, gamma], amanina, amaninamida, alfa-amanitina, amanulina, proamanulina). Tanto en perros como en humanos estas toxinas se absorben rápidamente, lo que pueden resultar mortales. En perros basta con una dosis de 0,15 mg/kg para ser letal; en humanos debe ser superior a 0,1 mg/kg (Ventura, y otros, 2015). Un tratamiento posible pasa por dar aucubina, un compuesto que se encuentra en distintas plantas (Zeng, Guo, & Ouyang, 2020; M., 1998).

Los insectos se están convirtiendo en un alimento que cada vez se usa más para desarrollar algunos piensos, sin embargo, existen muchísimas alergias de perros (y de humanos) a los ácaros (T. putrescentiae, A. siro y L. destructor), lo que puede provocar que los perros desarrollen piel atópica, alergia respiratoria y alimentaria primaria tras la ingesta de este tipo de alimentos (sobre todo con los que están hechos a base de gusanos de la harina), aunque al ser algo novedoso quedan muchos estudios por realizar al respecto (Premrov Bajuk, y otros, 2021). Cabe señalar que estos alimentos sí que son óptimos para su uso en acuariofilia, pues los insectos forman parte de la dieta de los mismos. En estos alimentos se usan no sólo los gusanos de la harina, sino otros, tales como la daphnia (plancton), larvas rojas de mosquito, larva de mosca soldada, etc.

La sal es otro alimento que, aunque no es tóxico como tal, sí que debe controlarse mucho la cantidad que se proporciona y nunca se debe añadir sal común a su alimento. La forma más común de encontrar sal en los alimentos es a través del sodio (no es exactamente lo mismo pues el sodio es un elemento de la sal -cloruro sódico-), este elemento se encuentra de forma natural en muchos alimentos, sobre todo en carnes y pescados, a continuación, se detalla una pequeña lista de algunos alimentos y la cantidad de sodio (U.S. Department of Agriculture, 2022; FDA, 2023; FDA, 2023):

ALIMENTO	SODIO (mg/100 g)
Carne de pollo	82
Carne de ternera	83
Carne de pavo	103
Lomo de cerdo	62
Salmón	59
Pez espada	97
Lubina	69
Trucha	51
Lechuga	28
Calabacín	1

Algunos estudios relacionaron dietas bajas en sal con una reducción del riesgo de padecer enfermedades cardiovasculares (Ren, 20017). Parece apuntar a que no es recomendable superar los 0,6 mmol/Kg/día para cualquier mamífero o lo que es lo mismo, 0,00138 gramos (1,38 mg) de sal por kilo de animal y día. En el caso de un perro de 20 kilos, la sal diaria que como máximo debería tomar es de 0,0276 gramos (27,6 mg) (R. M. A., 1994). Otro estudio sugiere que la cantidad de sal a la que el humano estaba acostumbrado era de 1 g y al comenzar un proceso adaptativo esta cantidad aumentó, hasta hoy a los 10 g de sal/día, lo que ha traído problemas de hipertensión, entre otros (de Wardener, 1992). Así mismo, es importante aportar sodio en la dieta, pues tanto un exceso como una falta pueden provocar distintas patologías, de esta forma, si se aporta la cantidad idónea de sodio se disminuye el riesgo de formar urolitos de oxalato de calcio (porque aumenta la producción de orina), sin embargo, si se aumenta en exceso puede provocar problemas renales o hipertensión, entre otros (Chandler, 2008), con los gatos parece tener un efecto similar, pues al aumentar la cantidad de sal, aumentan las necesidades hídricas y se produce una expulsión a través de la orina de oxalato, citratos, fósforo (P) y potasio (K) (Paßlack, Burmeier, Brenten, Neumann, & Zentek, 2014; Kotsiris, Adamou, & Kallidonis, 2018; Queau, 2020).

El aceite de coco es un alimento que debe evitarse, tanto en la ingesta humana, como en la canina y felina. Es un producto desbalanceado, es decir, que tiene más altos los niveles de colesterol malo que del bueno. Algunos estudios apuntan a que el aceite de coco puede provocar problemas cardiovasculares tanto en humanos como en perros, por ser un aceite saturado (Eyres, 2016; Cox, 1995; Khaw, 2018; Reiser, 1985; Sankararaman, 2018). Del mismo modo que es un aceite que no se puede usar para hacer frituras por sus sustancias cancerígenas, tales como los hidrocarburos aromáticos policíclicos y vapores de aceite (Srivastava, y otros, 2010). De los aceites vegetales que existen, el de coco parece ser el de peor relación HDL-LDL, peor calidad y el menos recomendado de consumir (Teng, y otros, 2020).

Por suerte o por desgracia, vivimos en un mundo cada vez más conectado, los seres humanos realizamos intercambios de plantas, coleccionistas de distintas variedades y especies que son exportadas e importadas a los distintos países. En la mayoría de ocasiones, las plantas acaban colonizando tierras que no fueron originarias de ellas, tal como pudo ocurro con el ágave americana, ya sea el bicolor como el monocolor, que ha colonizado tierras mediterráneas desde que se descubrió América en 1492. Muchas de estas plantas han sido utilizadas en la medicina milenaria, sin embargo, otras plantas ornamentales pueden resultar en un potencial tóxico, aunque no sólo para perros, sino también para humanos. La mayoría de estas plantas provocan dermatitis y alergia general en la piel por contacto, pero tras su ingesta pueden resultar verdaderamente peligrosas hasta el punto de provocar la muerte. Dentro de los vegetales no comestibles, cabría hacer especial mención a las distintas plantas que pueden encontrarse tanto en hogares como de forma silvestre, a citar: melia azedarach (lila), brunfelsia, datura stramonium (estramonio), algunas azucenas, cícadas, adelfas, acónito, euphorbias (como la flor de pascua), aritolochia fangchi, poleo, melaleuca, kalmia latifolia (laurel de montaña y probablemente otras variedades), philodendron, dieffenbachia, taxus, nerium oleander, dhododendron, azaleas, alocasia macrorrhizos, gelsemium elegans, abrus precatorius, Emilia sonchifolia, datura; pues contienen algunos tóxicos, tales como: harmina, tetrahidroharmina, harmalina, macacina, manaceína, dimtiltriptamina, amidina, resorcinoles, grayanotoxinas, abrina (proteína), ricina, alcaloides de pirrolizidina, etc. (Botha & Penrith, 2009; Poppenga, 2010; Manhart, DeClementi, & Guenther, 2013; McIntire, Guest, & Porterfield, 1990; C. D. , 1958; Mrvos, Dean, & Krenzelok, 1991; E., 1991; C. R. M., 2023; Ng, y otros, 2019; Klein-Schwartz & Litovitz, 1985).

Las glicinas (género de plantas Wisteria), son tóxicas si se ingieren. Pueden provocar mareos, problemas gastrointestinales, síncopes, hematemesis, etc. (S., 1993) y leucocitosis. Estos efectos pueden aparecer desde la ingesta de una sola semilla (Kim, Park, Kim, & Tchah, 2017).

Para finalizar este apartado, cabrían señalar las distintas ceras utilizadas para encapsular las frutas y de esta manera poder ser transportadas a grandes distancias y durar más en el tiempo antes de que enmohezcan. La mayoría de ceras utilizas son tóxicas, aunque hay otras naturales, pero que raramente se utilizan: E-901 (cera de abeja, natural), E-902 (cera candelilla, natural pero puede contener disolventes), E-903 (cera carnaúba, natural pero puede dar alergia), E-904 (goma laca, excrementos de gusano, puede provocar problemas digestivos), E-905 (cera derivada del petróleo, tiene varias divisiones, puede provocar mala absorción de vitaminas y minerales, hemorragias y si está mal refinada puede llegar a provocar cáncer), E-910 (ésteres de cera, ácidos grasos, sustituto del espermaceti [extraído de ballenas], parece que no hay información y apenas se usa), E-912 (cera de ésteres de ácido montánico, carbón mineral, desde 2014 no se puede utilizar en la Unión Europea), E-913 (lanolina, natural de las oveja, reacción alérgica, existe poca información sobre su uso), E-914 (cera de polietileno oxidada, petróleo, mala absorción de vitaminas y minerales, hemorragias, problemas de hígado…) (Aditivos Alimentarios, 2023; Elmadfa, Muskat, & Fritzsche, 2011; Núñez, 2015). Así mismo, conviene lavar toda la fruta antes de incluso pelarla (también se puede usar una solución de salmuera, vinagre, cal apagada, bicarbonato sódico, tamarindo, limón…), al menos para poder eliminar plaguicidas y otros tóxicos superficiales (Ferrer, 2003; Li, y otros, 2023). Es habitual utilizar ralladura de limón o de naranja para hacer tartas, resultaría conveniente evitar este tipo de peladuras o ralladuras puesto que los cítricos son porosos y una limpieza a base de agua puede no ser suficiente para eliminar todo el químico, por tanto, es conveniente pelar las frutas y productos que las lleven y en caso de necesitarlo para realizar algún postre, sería mejor buscar alguna fruta que no llevara este tipo de conservante [2].

---

[2] No se han podido localizar estudios sobre la eliminación de estas ceras en frutas y otros productos (scielo, pubmed y nhci. Lo único que se ha localizado son páginas web de terceros (wikihow, ecocosas, kiwilimón, bioguía, donde explican remedios caseros. Sin embargo, al no haberse demostrado en revistas científicas, es conveniente no obtener dicha información.

6.1.- RECIPIENTE PARA AGUA Y COMIDA

> ¿Crees que los perros no irán al cielo?
> Te digo que ellos estarán ahí mucho
> antes que cualquiera de nosotros.

Muy poco hincapié se hace en dos utensilios tan básicos como son el bebedero y el comedero que usan los perros o los gatos. Existen distintos tipos, formas y materiales de fabricación, desde materiales como el inoxidable hasta resinas, pasando por distintos tipos de plásticos.

Los primeros utensilios que se suelen encontrar son de plástico. Son baratos, fáciles de encontrar en tiendas e incluso en ocasiones se utilizan cubos simples como bebederos o comederos. Ahora bien, existe una lista de plásticos, que vienen catalogados por un número (Fernández Martín, 2023), los cuales pueden o no ser tóxicos para los perros:

Nº	PRODUCTO	USOS	TOXICIDAD
1	PET (Tereftalato de polietileno)	Agua embotellada y contenedores de agua potable	Contiene antimonio lixiviado, a pH 7 y a 5 días de exposición a más de 75 ºC sobrepasa el límite permitido para agua potable de 5 µg/L. A 45 ºC los valores son de 1,24. A 60 ºC los valores suben a 2,75. Parece que a temperatura ambiente, en cortos periodos de tiempo (menos de 24h), no resultan tóxicos (Filella, 2020; Chu, y otros, 2021; Chapa Martínez, Hinojosa Reyes, Ruíz Ruíz, Hernández Ramírez, & Guzmán Mar, 2015; R. A. A., 2020).

2	HDPE (Polietileno de alta densidad)	Botellas de productos para limpieza, higiene personal, tuberías de agua, etc.	Parece que no expulsa tóxicos a menos que se supere la temperatura de 60 ºC. Así mismo, parece que puede resultar tóxico cuando se descompone, sobre todo enfocado a microorganismos (Ekvall, y otros, 2022; Li, y otros, 2020).
3	PVC (Cloruro de polivinilo)	Cables, tuberías de evacuación, etc.	Parece que contienen bisfenol, ftalatos, compuestos orgánicos semivolátiles (SVOC) y dioxinas que son dañinos para la salud. Los ésteres de ftalato (PAE) no se unen químicamente a los productos y, por tanto, se expulsan constantemente a través de la liberación directa, la migración, la evaporación, la lixiviación y la abrasión, es por esto por lo que en pruebas de viviendas se han llegado a encontrar restos de polvos de estos tóxicos (Lin, Chen, Lee, Chen, & Lo, 2021).

4	LDPE (Polietileno de baja densidad)	Film de cocina, utensilios desechables, envases de cosméticos, botellas de agua, etc.	Contiene ésteres de ácido ftálico (PAE), lo que da como resultado que después de una exposición de varios días a 45 °C suelte estos tóxicos en los contenidos de los envases. Puede llegar a expulsar concentraciones de 64,3 ng/L, curiosamente, el PET tuvo una expulsión de tóxicos inferior, llegó a 3,8 µg/L (Mukhopadhyay, y otros, 2022).
5	PP (Polipropileno)	Electrodomésticos, botellas, usos medicinales como viales o productos de infusión, componentes de vehículos, biberones, etc.	Suelta de nanoplásticos/microplásticos bajo la exposición de luz solar diaria, tanto en interiores como en exteriores. También pueden contener alcanos, ftalatos, ftalato de dibutilo, irgafos 168, irganox 1010, irganox 1076. Algunos PP pueden contener compuestos no autorizados por el Reglamento de la Unión Europea como el 2,4-di-terc-butilfeno o el acetato de 2-butoxietilo. Por ello es importante conocer el lugar de fabricación y la normativa a la que se expuso la misma (Zhang, y otros, 2021; Onghena, y otros, 2014; Onghena, y otros, 2016).

6	PS (Poliestileno)	Productos electrónicos, informáticos, electrodomésticos, vasos desechables, cubertería, comida para llevar, envases de yogures, etc.	Puede expulsar microplásticos, lo que puede acarrear esterilidad en animales y quizá en humanos si hay una exposición continuada. Plantea problemas de salud por la lixiviación del monómero de estireno de los productos usados para alimentación. Se han localizado partículas de hasta 6 µg/ml. Parece que la transmisión de los tóxicos depende de factores tan impredecibles como la cantidad de grasa que se almacene dentro de los recipientes y el tiempo que dure el alimento almacenado (Ahmed, y otros, 2022; Jin, y otros, 2021; Ajaj, y otros, 2021).
7	OTROS	Resto	Existe una cantidad ingente de plásticos que no tienen catalogación concreta, pueden existir algunos con tóxicos y algunos sin ellos, pero al no tener clasificación es conveniente investigar qué problemas podrían acarrear para la salud.

Así mismo, hay otros productos plásticos que contiene BPA, aunque este tipo de plástico parece que cada vez se fabrica menos. Este tipo de producto lleva un químico llamado *bisfenol*

A, el cual podía provocar serios problemas a la salud (Hananeh, Al Rukibat, Jaradat, & Borhan Al-Zghoul, 2021).

Debido a que parece que la mayoría (por no decir todos) los plásticos pueden resultar en alguna medida tóxicos para los perros, gatos y humanos, es recomendable usar otros materiales (Hirt & Body-Malapel, 2020), sobre todo porque existen algunos inocuos. La mayoría de bebederos y comederos usan materiales como el inoxidable, del cual hay que matizar bastantes puntos. Por un lado, existen muchos tipos de inoxidables catalogados con distintos números. Hay algunos habituales para uso alimenticio, como el 304, el 316 o el 420. Lo que varía en ellos es la composición química interna. Básicamente, son aleaciones de acero con distintos porcentajes de otros materiales que hacen que la corrosión sea complicada, evitable o que dure en el tiempo. Algunos de estos materiales son el cromo, níquel, molibdeno, aluminio, cobre, etc. (Molera Solà, 1990; González Fernández, 1984; Morral & Molera, 1985). En este tipo de bebederos y comederos puede darse el caso de que surja oxidación (debido al cromo o a una mala aleación), la cual puede ser o no superficial. Es bastante habitual que se dejen recipientes con agua en este tipo de material, el problema resulta de exponer el inoxidable al agua clorada (depende de la Comunidad Autónoma o la empresa de suministro de agua que lleva más o menos cloro, el cual es un corrosivo para el inoxidable; cuando el cloro actúa contra el acero inoxidable (contra el cromo, en realidad) pierde esa protección y puede ocurrir que se exponga a la ingesta de metales pesados contenidos en la aleación del cuenco (Dartar Oztan, Akman, Zaimoglu, & Bilgiç, 2002; Chen, Liu, Sun, Zan, & Liang, 2021; Nunamaker, Otto, Artwohl, & Fortman, 2013). En el caso de los comederos esto sería más complicado, porque no existe una humedad alta como en el caso del agua (siempre que el pienso sea seco), sin embargo, en los bebederos hay un serio problema, igual que ocurre en todo el sistema de suministro de tuberías donde se usen este tipo de aleaciones (Cui, y otros, 2016; Walczak, Shahgaldi, & Heatley, 1998). El principal tóxico puede ser el hierro, lo que puede acarrear crecimiento bacteriano (Zhang, Liu, Wang, & Liu, 2022; van der Kooij, Veenendaal, & Italiaander, 2020). Así mismo, cabe resaltar que el cloro (y cloraminas) tienen la función de evitar que proliferen microorganismos, bacterias, etc., en el agua, pero este químico tiene una duración corta, por ello es recomendable cambiar el agua cada día o cada medio día, de esta forma también se evitará que se quede muy caliente y mejorará la hidratación del animal, del mismo modo, al realizar cambios continuos de agua y limpiar tanto el bebedero como el comedero se evita que se creen biopelículas que pueden provocar que se creen bacterias, hongos y otros organismos, esto también depende del tiempo que permanezca estancada el agua, así como de la temperatura de la misma (Afonso, Simões, & Lima, 2021; Hemdan, El-Taweel, Goswami, Pant, & Sevda, 2021; Ahmad, Dignum, Liu, Medema, & van der Hoek, 2021).

Otro de los materiales utilizados para comederos (no tanto para bebederos) son las distintas resinas sintéticas, como la resina epoxi o la poliresina. La resina epoxi contiene BPA, pero parece que las cantidades utilizadas en los procesos de fabricación no son suficientes como para representar riesgos reales para la salud. Según las leyes se permiten 4 µg/kg, mientras que los productos se fabrican con 1 µg/kg (EFSA, 2015), sin embargo, el bisfenol A (BPA) está identificado como sustancia extremadamente preocupante (SVHC) y fue incluido en este listado por la Comisión Europea en 2017 (Unión Europea, 2006), por tanto, es recomendable evitar cualquier tipo de producto elaborado con esta resina, lo que sí podría hacerse es conocer la resina con la que se ha fabricado un cuenco para ver si es o no apto para cualquier mascota. Cabe señalar que no se han podido localizar estudios sobre los efectos de la resina en cuencos de agua o comida en mascotas, pues parece que es un tema que no está muy estudiado.

Un material que pasa desapercibido para el uso en mascotas

es el cristal, es un material que contiene algunos tóxicos, como el BPA. Con el cristal, las resinas y los plásticos ocurre igual, contienen tóxicos similares pero la capacidad de transmisión son diferentes, en definitiva, lo importante es limpiarlo asiduamente, realizar cambios de agua cada día o medio día y cuando el envase pueda empezar a tener cierto deterioro, corrosión o algún desperfecto, lo ideal es proceder a sustituirlo por uno nuevo (Hananeh, Al Rukibat, Jaradat, & Borhan Al-Zghoul, 2021).

7.- LOS NUTRACÉUTICOS

> No importa que tan poco dinero tengas y
> cuan pocas pertenencias tengas,
> el tener un perro te hace rico.

Los nutracéuticos son suplementos alimenticios que se utilizan para reforzar una alimentación o para completarla. Existe en el mercado una lista muy extensa de los distintos tipos que pueden proveerse, tanto a perros como a gatos. Por limitaciones del trabajo, se hará una recolección de los principios activos más utilizados y de los que se tienen estudios sobre su uso, así mismo, en todos ellos se mostrarán dosis que han sido probadas para validar su efectividad y seguridad.

Uno de los nutracéuticos más utilizados son los condoprotectores. Su definición podría ser un suplemento alimenticio constituyente de cartílago articular, óptimo para problemas de artrosis, displasias, fracturas y procesos inflamatorios (Fundación BBVA, 2007; Gómez & Feijoó, 2020). Antes de administrar cualquiera de estos productos (que se venden sin recetas, por eso son nutracéuticos y no farmacológicos/medicamentos) se deberá ser consciente de los compuestos importantes que deben contener, algunos de los esenciales son: omega-3, aceites de pescado, aceites de krill (Buddhachat, Siengdee, Chomdej, Soontornvipart, & Nganvongpanit, 2017), el ácido zoledrónico (G. Dearmin, N. Trumble, García, N. Chambers, & C. Budsberg, 2014), glucosamina, sulfato de condroitina, quitosamina, *boswellia serrata* (arbusto de la India), harpagófito (garra del diablo), mejillón de labios verdes, ácido hialurónico [este ácido debe darse con mucha moderación, incluso evitarlo, pues puede provocar cristales de oxalato en dosis mayores de 0,01 mg/ml (Chanthick & Thongboonkerd, 2022)], colágeno hidrolizado, gamma oryzanol (Manfredi, 2018; Comblain, Serisier, Barthelemy, Balligand, & Henrotin, 2016) y también se debe hacer hincapié en aquellos compuestos que es mejor evitar: productos químicos, como los antiaglomerantes de dióxido de silicio, los ácidos grasos saturados como el aceite de coco o el ácido esteárico. Sobre los compuestos de los condoprotectores, se mencionará con especial interés los siguientes: glucosamina, condroitina y colágeno no desnaturalizado glicosilado. Se pueden encontrar de varias formas o mezclados con otros tipos de productos, como la hipromelosa (derivado de la celulosa), laurato de calcio, ácido esteárico, celulosa, sodio, MSM (metilsulfonilmetano)… sobre todos estos añadidos no se han localizo estudios consistentes sobre dosis, posibles efectos adversos, etc. De lo que sí hay constancia científica es del uso del sulfato de condroitina y de glucosamina en perros con artritis a razón de 2.000 mg de glucosamina + 1.600 mg de condroitina/día durante 120 días, en combinación con 10 mg de colágeno glicosilado. Los resultados mostraron reducción de dolor general cercanos al 60% (cojera, dolor en extremidades, palpación, etc.). Su consumo a corto plazo (de 21 días a 150 días) no causa diabetes (Lenox & F. Lunn, 2010) y no provoca ningún efecto secundario conocido. Si se retira el tratamiento, se vuelve al dolor inicial (D'Altilio, y otros, 2007; Gupta, y otros, 2012), por este motivo también puede usarse de forma preventiva, aunque hay que reducir las cantidades, a razón de 1.500 mg/glucosamina y 400 mg/condroitina (Adebowale, Du, Liang, Leslie, & Eddington, 2002; McCarthy, y otros, 2007; Bhathal, Spryszak, Louizos, & Frankel, 2017).

Sobre los condoprotectores, también es conveniente controlar (referente al pienso o a los suplementos) el origen del alimento de aves de corral, por contener oxitetraciclina (un tipo de antibiótico), que ejerce un efecto citotóxico, lo que puede provocar osteoartritis en cachorros y proinflamatorio de los linfocitos, tanto de humanos, como de cánidos (Manfredi, 2018; Di Cerbo, 2015; Gallo, 2017).

Dentro de los condoprotectores naturales, cabría hacer especial mención a los pescados, porque con este uso se complica, por la cantidad de metales pesados que podrían contener. Se debe prestar atención al origen del pescado: no es lo mismo del mar, de piscifactoría marina, de piscifactoría fuera del mar o de río (C. Bosch, O'Neil, O. Sigge, E. Kerwath, & C. Hoffman, 2016; Bucke, 1993; Varol, Kaya, Gülderen, & Rasit Sünbül, 2019), aunque este tipo de origen sólo se podrá conocer si el comerciante quiere especificarlo en el envase, pues no tiende a aparecer reflejado en ninguna «receta».

Otro suplemento relacionado con los condoprotectores es la carnosina. «La carnosina se sintetiza en el músculo esquelético a partir de los aminoácidos l-histidina y β-alanina. Se ha demostrado que la suplementación con β-alanina aumenta el contenido de carnosina muscular y, por lo tanto, la capacidad amortiguadora total del músculo, con el potencial de provocar mejoras en el rendimiento físico durante el ejercicio de alta intensidad» (Artioli, y otros, 2010). Por ello, parece encontrarse niveles más altos en perros que en humanos (más del doble), sobre todo en razas de trabajo intenso, tales como galgos (Artioli, y otros, 2010), así mismo, parece que tiene beneficios a la hora de eliminar metales pesados del cuerpo (Quinn, Boldyrev, & Formazuyk, 1992). Sin embargo, hay que controlar las dosis para evitar que sea elevada y pueda provocar una parestesia (Artioli, y otros, 2010). Así mismo, no parece existir evidencia de que la β-alanina pueda curar lesiones, por tanto, si el fin es la recuperación muscular, este no es el nutracéutico apropiado (Nagatsuka, Hayashi, Sato, & Goto, 2020; resta, y otros, 2014), sino solamente para mejorar el rendimiento cuando se está sano.

Existen en el mercado veterinario una serie de medicamentos, que deben ir recetados por veterinarios, para evitar la pseudopreñez en perras, caben señalar la cabergolina (1 ml / 10 kg / día), la bromocriptina, la metergolina o la dexametasona. Son algunos inhibidores de la prolactina. Así mismo, los fármacos que aumentan la dopamina también ayudan a una hipoprolactinemia, aunque deben ir en consonancia con *otros factores hipotalámicos, sistémicos y locales que actúan como estimuladores, ninguno de los cuales no ha surgido todavía como un factor primario de liberación de prolactina* (Fitzgerald & Dinan, 2008; Ben-Jonathan & Hnasko, 2001). Como método no veterinario, de acceso libre para todos los públicos, mucho más económico y, por tanto, considerado nutracéutico, aunque puede ser difícil de encontrar sin aditivos y es un proceso más lento, se puede realizar un cambio de pienso donde la cantidad de vitamina B6 sea mayor, hasta alcanzar niveles de inhibición. Del mismo modo, el hidrocloruro de piridoxina [o simplemente vitamina B6], es un método eficaz, aunque de uso más largo en el tiempo, a razón de 50 mg / kg / día, para evitar la pseudopreñez, durante 15-20 días (Silva, y otros, 2021). Esto ocurre porque la B6 es una vitamina moduladora hormonal, inhibe la síntesis de prolactina. Este tratamiento no debe durar más días con esa cantidad de mg/kg, pues existe evidencia de que en una duración superior a 100 días, el perro puede padecer algún tipo de degeneración de enfermedad neurológica (EFSA Panel on Nutrition, y otros, 2023). Hay que tener precaución con este método pues parece que una ingesta superior a más de 150 mg/kg/día puede resultar tóxico: provoca ataxia, deterioro neurológico, debilidad muscular y pérdida de equilibro si el tratamiento dura más de 40 días (Phillips, y otros, 1987; Hoover & Carlton, 1981; Montpetit, Clapin, Tryphonas, & Dancea, 1988; EFSA Panel on Nutrition, y otros, 2023). También existen estudios sobre el tratamiento para la inhibición de la lactancia en mujeres, se llegaron a dosis de entre 450 y 600 mg/día y se alargó el tratamiento hasta los 7 días, algo interesante, puesto que la proporción de peso con respecto a las perras es bastante superior (el peso medio de una mujer ronda los 65 kg), y se obtuvieron dosis de entre 6,9 y 9,2 mg/kg, respectivamente, para las dosis antes citadas (AlSaad, y otros, 2017), aunque según otros estudios más antiguos, la vitamina B6 no inhibió a las mujeres del ensayo (Canales, y otros, 1976). Así mismo, seguir una dieta concreta puede ayudar a reducir la pseudopreñez, del mismo modo que una dieta rica en isoflavonas o fitoestrógenos (legumbres [no todas, pero algunas como la soja sí], linaza, lino, lactosa [esta de por sí no es nada recomendable para los perros (Fernández Martín, 2022)], ftalatos [compuestos químicos utilizados como plastificantes y localizados en algunos aires, algunas agua y algunos polvos (Zhang, y otros, 2019), en algunos productos de cosméticos, champús…], carnes rojas [ternera, novillo, vaca, toro, cerdo, cordero, venado, cabra, jabalí, caballo, pato…], betaglucano [avena, cebada…], pectina [manzana, arándanos…]) puede favorecer la aparición del embarazo psicológico (Hermo, Gerez, Dragonetti, & Gobello, 2009; Phipps, Martini, Lampe, Slavin, & Kurzer, 1993; Sepehri, Renard, & Houdebine, 1990; Sawadogo, Sepehri, & Houdebine, 1989). Así mismo, la ingestión de tirosina o fenilalanina estimula la secreción de prolactina (Carlson, Hyman, Bauman, & Koch, 1992). Algunos alimentos que pueden ayudar a reducir los niveles de prolactina son: peonía (el extracto de la planta) (Bethesda (MD): Instituto Nacional de Salud Infantil y Desarrollo Humano, 2021), mucuna pruriens (extracto), esta última, además de ser un inhibidor de la prolactina, se ha utilizado contra el cáncer de mama (células T47D y MCF-7) (Sinha, y otros, 2018). Extractos de esta misma planta, a razón de 5 g/día, se utilizaron para mejorar la fertilidad en varones humanos (Shukla, y otros, 2009). Así mismo, la vitamina C (perejil [ver más abajo], hígado…) inhibe la prolactina (Casanueva, y otros, 2005; Baghurst, Carman, Syrette, Baghurst, & Crocker, 1992). Con respecto a la vitamina E se han encontrado estudios contradictorios, en alguno funcionó como inhibidor de la prolactina (Yeksan, y otros, 1992) y en otro no (Jenkins, Birch, & Atkinson, 1980), en ambos estudios con matices y condiciones diferentes sobre el método (Fernández Martín, 2023). En la cultura popular se tiende a utilizar el perejil como método contra el embarazo psicológico, sin embargo, no se han localizado estudios sobre su utilización real, ni dosis; lo que sí se han localizado son estudios que llegan a las conclusiones de que el perejil se utiliza como abortivo y que conlleva riesgo de morbilidad y mortalidad severa (Ciganda & Laborde, 2003; Giusti & Moneta, 1973; V., 1968), por tanto, hay que tener cuidado en su utilización.

Otros tipos de nutracéuticos utilizados son los probióticos y prebióticos (aunque de estos últimos no se detallará, pues son los alimentos de la microbiota), existen infinidad de suplementación en el mercado. Lo difícil de encontrar son productos que tengan los menores añadidos para realizar las cápsulas de bacterias, tal como ocurre con los condoprotectores, por ello es importante buscar productos que contengan las siguientes bacterias (no necesariamente todas): bifidobacterium breve, bifidobacterium bifidum (bifidobacterias), lactobacillus paracasei, lactobacillus plantarum, Saccharomyces (uno de los primeros utilizados en la historia), bacteroides plebeius, lactobacillus rhamnosus, bifidobacterium animalis, bifidobacterium infantis, lactobacillus acidophilus, enterococcus faecalis, bacillus cereus (Wieërs, y otros, 2020; Li, Wang, Li, Li, & Liang, 2019; Xu, y otros, 2022; Yu, y otros, 2023; Chai, y otros, 2021). Se han hecho algunos estudios poblacionales que, en función del origen racial y genético, se pueden tener unas u otras bacterias en el intestino, lo que daría como resultado la capacidad del cada individuo o grupo a digerir algunos polisacáridos, tal como le ocurre a los japoneses con la bacteria marina Zobellia galactanivorans, que gracias al B. plebeius, son capaces de digerir el polisacárido de la alga porfirina (Wieërs, y otros, 2020; Kurilshikov, y otros, 2021). También existen estudios sobre los beneficios de los probióticos para luchar contra el cáncer (Badgeley, Anwar, Modi, Murphy, & Lakshmikuttyamma, 2021).

Otro alimento, la miel, posiblemente se podría considerar nutracéutico. La miel también puede utilizarse como ayuda antifúngica, cicatrizante de heridas, alivia sequedad de garganta, etc. (Boukraâ & Bouchegrane, 2007; Alshehabat, Hananeh, Ismail, Rmilah, & Abeeleh, 2020; Norman, y otros, 2017), pero no hay que olvidar que tiene fructosa y glucosa y un exceso puede ser perjudicial. Distintos estudios han encontrado en la miel algunas bacterias como *Clostridium botulinum* (Maikanov, y otros, 2019; Grenda, y otros; Grabowski & Klein, 2017; Van Horn & Street, 2021; Nevas, Lindström, Hörman, Keto-Timonen, & Korkeala, 2006) que pueden causar problemas de salud a perros que no han desarrollado aún su sistema inmunológico o incluso perras gestantes (Barsanti, Walser, Hatheway, Bowen, & Crowell, 1978; Uriarte, Thibaud, & Blot, 2010; Lamoureux, Pouzot-Nevoret, & Escriou, 2015), pues el sistema inmunológico se desarrolla «completamente» entre los 12 y 23 meses de edad (J., 2007; Pereira, y otros, 2019).

8.- BARF. LA GRAN ESTAFA

> Las cosas que molestan a un terrier pueden pasar prácticamente inadvertidas por un gran danés.

Uno de los principios nutricionales más importantes que se deben tener en cuenta es que no a todos los perros les funciona igual de bien o de mal cualquier dieta, por ello, se debe hacer un estudio concienzudo con respecto a las necesidades nutricionales individuales de cada ejemplar, aunque gracias a los estudios de las razas, algunas necesidades se pueden desgranar en función de la procedencia genética del animal, sin embargo, en perros mestizos esto es más difícil por desconocer la procedencia real o saber la carga ancestral de una u otra raza que pudieran tener.

La dieta BARF (Biologically Appropiate Raw Food) es una alimentación para perros (y otros animales como los gatos) basada en la «naturaleza» de la alimentación, es decir, tratar al perro como si fuera un lobo. Se parte de la premisa de que el perro tiene un total parecido genético con el lobo. Algo que, aparentemente, es un error. Hace milenios que el perro y el lobo se separaron genéticamente (si es que, como se ha podido ver al inicio del libro, han correspondido al 100% entre ellos), tal como han demostrado distintos análisis genéticos sobre ellos y sobre su sistema digestivo. Sobre todo, puede verse esta diferencia en la adaptación del perro a los almidones (Axelsson, y otros, 2013), así como que requieren una dieta mayor de almidón y la absorción de glucosa (Arendt, Fall, Lindblad-Toh, & Axelsson, 2014), distintas fuentes de almidón de cereales (maíz y arroz entre otros) dio una digestibilidad de entre el 98 y el 99% (Carciofi, y otros, 2008). También existen diferencias en el cambio de la mandíbula (L. Pendleton, y otros, 2018; Toledo González, y otros, 2020), se puede distinguir entre lobos y perros de forma 100% confiable (Yravedra, Maté-González, Courtenay, González-Aguilera, & Fernández, 2019), la forma de asimilar las proteínas y sus excesos, sobre todo por épocas invernales donde no hay caza y el lobo no puede alimentarse (Lahtinen, Clinnick, Mannermaa, Sakari Salonen, & Viranta, 2021). También existen diferencias entre la glucoquinasa y la hexoquinasa, dos enzimas que intervienen en el metabolismo de la glucosa; mientras que el hígado del gato tiene hexoquinasa activa, no tiene glucoquinasa activa, la diferencia reside en que el gato o el lobo sí son carnívoros estrictos y los perros no (L. MacDonalds, R. Rogers, & G. Morris, 1984). También existe similitud con el aparato digestivo del ser humano por la cantidad de bacteroides (microbiomas) que existen en el intestino (Coelho, 2018). De hecho, en un estudio donde se comprobó el metabolismo de la glucosa de los mamíferos, se obtuvo como conclusión que la diferencia entre el humano y el perro está en torno a 150 nmoles, mientras que la del gato y la del humano tiene una diferencia de casi 550 nmoles (John & JJ, 1976). La arginina es otro aminoácido extremadamente necesario en el gato, pero en el perro no tanto (G. Morris, 1985). En definitiva, todo apunta a que el sistema digestivo del perro es más parecido al del humano que al del lobo, lo cual también podría explicar su facilidad para la domesticación (Bosch, A. Hagen-Plantinga, & H. Hendriks, 2015; Pabst, 2020; A. S. Dodd, J. Cave, L. Adolphe, K. Shoveller, & Verbrugghe, 2019), quizá esta modificación haya sido al revés, gracias a que acercó al ser humano, su sistema digestivo se ha adaptado más al humano.

Parece ser que los barfistas (nombre que reciben las personas que siguen una dieta BARF para sus perros) contemplan que las dietas de los perros deberían ser iguales que las de los lobos, pese a que los perros llevan domesticados más de 35.000 años, lo cual ha conseguido cambiar el sistema digestivo del perro, como se ha visto anteriormente, hasta el punto de que los perros necesitan más carbohidratos y menos proteína que los lobos, debido a que las capacidades de metabolización han cambiado (~30% de EM de proteínas de los perros, frente al ~50% de EM de proteínas de los lobos) (R. Buff, A. Carter, E. Bauer, & H. Hersey, 2014). Parece ser que el acercarse a dietas naturales puede empezar a ser un problema de salud a nivel global por diversos motivos:

El principal problema que plantea esta dieta es que existe la transmisión y proliferación de enfermedades. La dieta BARF consiste en dar comida cruda al animal, en caso contrario ya no sería considerada BARF, sino natural o casera (Tolosa de, 2020; Gutiérrez Vázquez, 2020).

La FEDIAF Y La AAFCO, definen natural como:

> «El término «natural» debe utilizarse únicamente para describir los componentes de los alimentos para mascotas (derivados de plantas, animales, microorganismos o minerales) a los que no se les ha agregado nada y que se han sometido únicamente a un procesamiento físico que los haga adecuados para la producción de alimentos para mascotas y manteniendo la composición natural» (FEDIAF, 2011).

> «Un pienso o ingrediente derivado únicamente de fuentes vegetales, animales o de minas, ya sea en su estado sin procesar o que haya sido sometido a procesamiento físico, procesamiento térmico, aprovechamiento, purificación, extracción, hidrólisis, enzimólisis o fermentación, pero que no haya sido producido por sujetos a un proceso químicamente sintético y que no contengan aditivos o coadyuvantes de procesamiento que sean químicamente sintéticos, excepto en las cantidades que podrían ocurrir inevitablemente en las buenas prácticas de fabricación» (AAFCO, 2013).

Así mismo, cabe mencionar distintos apuntes sobre estas definiciones, recogidas en un estudio sobre «pienso natural» (Buff, Carter, Bauer, & Kersey, 2014). El procesamiento de componentes que incluye congelación, concentración, extracción (sin productos químicos), secado, pasteurización o ahumado (sin productos químicos) es aceptable siempre que mantenga la composición «natural». Los procesos microbiológicos y enzimáticos, la hidrólisis o los procesos de fermentación natural (sin el uso de organismos genéticamente modificados) son aceptables con el uso del término natural (FEDIAF, 2011). Similar a la definición de AAFCO, la definición de FEDIAF permite el uso de vitaminas y minerales sintéticos con un descargo de responsabilidad apropiado. Además, la FEDIAF (2011) proporciona pautas para los perfiles de nutrientes tanto para perros como para gatos mediante los cuales un alimento puede considerarse completo y equilibrado.

Dadas las definiciones anteriores, cabe señalar que existen claras diferencias entre los enfoques de AAFCO y FEDIAF para definir lo natural. Si bien ambos permiten muchos de los mismos procesos, la definición de FEDIAF excluye el uso de auxiliares de procesamiento químico y requiere que durante el procesamiento no cambie la composición natural del ingrediente. Por ejemplo, según la definición de la AAFCO, el aceite de soja extraído con hexano se considera un ingrediente alimentario natural para mascotas, ya que el hexano no está presente en el ingrediente final, excepto en cantidades que podrían ocurrir inevitablemente en las buenas prácticas de fabricación. Sin embargo, según la definición de FEDIAF, el aceite extraído con hexano no se consideraría natural ya que utiliza extracción química. Por el contrario, el aceite prensado en frío se consideraría natural según la definición de FEDIAF porque no utiliza extracción química. Un ejemplo de un caso en el que no se mantiene la composición natural de un ingrediente es la pulpa de zanahoria de la que se ha extraído caroteno. Según la definición de FEDIAF, esto no se consideraría un ingrediente natural porque la composición natural ha cambiado; sin embargo, esto puede considerarse un ingrediente natural de acuerdo con la definición de AAFCO. Otra diferencia en las definiciones reglamentarias es que el uso de ingredientes genéticamente modificados en productos naturales no se aborda actualmente en la definición de AAFCO de natural, pero está excluido por la definición de FEDIAF. La diferencia entre estas definiciones es fundamental para definir los ingredientes naturales en el mercado global actual y subraya las caracterizaciones tanto funcionales como reglamentarias de los alimentos naturales para perros y gatos. También resulta interesante que la pasteurización no se excluya de lo natural, pues es un proceso donde el alimento ya no mantiene sus propiedades originales, pues la pasteurización lo que consigue es eliminar los patógenos que pudieran existir y, para ello, modifica las estructuras básicas y primarias de los alimentos. De hecho, las pasteurización elimina algunas vitaminas de los productos originales (Guneser & Karagul Yuceer, 2012; Soni & Brightwell, 2022; Kravets, y otros, 2023; Gonçalves, Resende, Carvalho, Resende, & Vilas Boas, 2017).

Existen infinidad de patógenos que pueden ser distribuidos a través del perro, ya no sólo por el alimento crudo en sí, sino por su ingesta y excreción (Runesvärd, Wikström, Fernström, & Hansson, 2020). Las patologías y bacterias que pueden aparecer son las siguientes: tirotoxicosis (Kempker, Güssow, M. Cook, Rick, & Neiger, 2017), Campylobacter spp. (Bojanic, C. Midwinter, C. Marshall, J. Biggs, & Acke, 2018), Salmonella, Campylobacter, Clostridium, Enterobacteriaceae (Hellgren, Staaf Hästö, Wikström, Fernström, & Hansson, 2018), Escherichia Coli (Nilsson, 2015), Salmonella Serovars, Escherichia Coli 157, Staphylococcus aureus (C. Ingham, K. Wadhera, A. Fanslau, & R. Buege, 2005). Sacocystis: S. hominis y S. suihominis (Gil Hernández, 2010, pág. 698). También existen otros problemas, en el caso de dar pescado crudo, puede existir una deficiencia de tiamina. Igual que la deficiencia de biotina (vitamina H, B7 y B8) puede ser inducida por administrar claras de huevo (Mangieri, 2011, pág. 140). Las bacterias anteriormente citadas, pueden contagiarse de una forma sencilla hacia los humanos o bien hacia otros perros, a través de la saliva o las heces (Kennedy, Stoll, & & Lauder, 2015; Sabry, Morsy, & Morsy, 2012).

Además, existe un problema añadido y es la forma de calcular lo que se administra al perro. En los piensos comerciales, el valor energético y los análisis «vienen especificados», pues se han sacado muestras en laboratorio sobre cada partida producida y cada preparación, esto significa que, en cada momento, se es conocedor del aporte nutricional que se le hace al perro o gato. Algunos manuales de BARF explican cuánta cantidad de cada alimento se les debe proporcionar, incluso se les invita a utilizar sal para su preparación (Daniels-Moulin, 2020; K. Mack & Kienzle, 2016). La sal ya viene en forma de sodio en las carnes o pescados, tanto es así, que algunos estudios relacionaron dietas bajas en sal con una reducción del riesgo de padecer enfermedades cardiovasculares (Ren, 20017). Así mismo, parece apuntar a que no es recomendable superar los 0,6 mmol/Kg/día para cualquier mamífero, o lo que es lo mismo, 0,00138 gramos de sal por kilo y día. En el caso de un perro de 20 kilos, la sal diaria que como máximo debería tomar es de 0,0276 gramos [una cucharita de postre, sin sobrepasar su altura, es de aproximadamente 1 g] (R. M. A., 1994). Este tema ya fue tratado anteriormente y no se profundizará en la cuestión (capítulo 6). Es importante saber que los cálculos nutricionales que uno puede hacer en casa son difíciles de mantener, puesto que no se disponen siempre de los mismos nutrientes en un corte de carne (concentración de agua, de aminoácidos, de ácidos grasos, de minerales, de vitaminas, etc.), ni de la maquinaria necesaria para el análisis exhaustivo de cada ingrediente y nutriente. También se puede mencionar la proporción de carne en cada corte y de la cantidad de agua que se le aporta al cánido en la comida, precisamente por ser alimento fresco. Algunas deficiencias nutricionales se han podido observar en distintos perros tras ser alimentados con dietas crudas caseras, a citar: calcio, sodio, cloro, fósforo, vitamina D, taurina, selenio… lo que ha degenerado en distintas patologías, como hipovitaminosis, hipocalcemia, osteopenia, difusa severa, hipocalcemia severa, hiponatremia, hipocloremia, cáncer, baja fertilidad, mala recuperación de enfermedades parasitarias, hiperparatiroidismo secundario nutricional, etc. (Forner-Thubaud de, y otros, 2007; Dodd, BArry, Grant, & Verbrugghe, 2019; Hutchinson, M. Freeman, McCarthy, Anastasio, & P. Shaw, 2012; Zentrichová, Pechová, & Kovaříková, 2021; Tal, M. Parr, MacKenzie, & Verbrugghe, 2018).

Otro problema muy importante para la salud del can, es la enfermedad de obstrucción intestinal, provocada por un exceso de ingesta de huesos. Habitualmente en estas dietas se proporciona hueso carnoso, el cual tiene como base el tuétano, que es un «aglomerante». Este ingrediente puede hacer que se absorba toda el agua en el intestino y se provoque una obstrucción, además de que la digestibilidad de la carne cruda es mucho peor que la de la cocinada (Hooda, y otros, 2012), así como los tiempos de digestión son mayores a la hora de digerir la carne cruda frente a la carne cocinada (Miyabayashi & P. Morgan, 1984; S. Boillat, P. Gasche, Habil, L. Hosgood, & BVSc, 2010), lo cual explica, todavía más si cabe, las diferencias entre el perro, el lobo y otros animales de los cuales pudieran proceder. Cabe señalar que se han realizo algunos estudios para comprobar el microbioma fecal en los perros alimentados con distintas dietas. Estos estudios han llegado a la conclusión de que en las heces de los perros alimentados con una dieta BARF hay muchos más residuos, aminoácidos, minerales… que los perros alimentados con piensos comerciales, esto significa que el alimento crudo se digiere peor por el perro y, por tanto, es mucho más difícil la absorción de nutrientes (Schmidt, y otros, 2018). En definitiva, el aparato digestivo del perro necesita ingerir alimentos cocinados para poder absorberlos y metabolizarlos de la mejor manera posible. También puede ocurrir que en la dieta BARF se aporten cantidades excesivas de nutrientes y no sean absorbidos en el intestino, lo cual provocaría un desbalance entre lo necesario y lo aportado. En ambos casos, podría resultar contraproducente.

Algo que parece sorprender es que, tras introducirle este tipo de dietas a nuestros compañeros de vida, hay algunos barfistas que realizan mezclas con piensos comerciales, con «chucherías» y con alimentos de peor calidad, algo que carece de sentido totalmente, por no hablar de la lucha de algunos contra los cereales, de lo cual se habla en el tema correspondiente (ver capítulo 3)

Es importante entender que la dieta BARF tiene algunas ventajas frente a los piensos comerciales, como, por ejemplo, la palatabilidad y el control del tipo de alimento que se da. Si a un perro se le da pollo, se está garantizando qué parte del pollo va a comer, sin embargo, debe ser el dueño de cada perro quien decida lo que es mejor o peor, o lo que mejor se ajuste tanto a su tiempo libre, como a su economía. La dieta BARF tiene un precio más elevado que la dieta comercial, tanto en dinero como en tiempo y no necesariamente se le estará dando lo más apropiado, necesario, equilibrado o completo.

Así mismo, dentro de dar alimento crudo, es importante entender que algunas leguminosas son inhibidoras. Un ejemplo es la soja, que inhibe la actividad de la tripsina y la quimotripsina, lo que reduce la actividad de la amilasa (ver capítulo 3). Esto se traduce en que dificulta muchísimo la digestión de, por ejemplo, los almidones (Yen, Jensen, & Simon, 1977). Un tratamiento térmico de este tipo de alimentos soluciona este problema (cocinarlo, aunque pierde propiedades).

También se ha podido ver la cantidad de tóxicos que pueden existir en algunos alimentos (ver capítulo 6), como la solanina y la chaconina, compuestos presentes en alimentos como patatas, tomates, berenjenas, pimientos, etc. También se ha comprobado que alimentos como el aguacate tiene una toxina nada recomendada para animales (ver capítulo 6), y un sinfín de productos más que se usan en dietas BARF y que deberían ser eliminados de las mismas, así como de algunas dietas comerciales.

9.- ¿PODRÍA UN PERRO VIVIR BIEN CON UNA DIETA VEGANA?

> Amo a los perros porque nunca le hacen sentir
> a uno que los haya tratado mal.

Tal como se comentó anteriormente (ver capítulo 8), hace más de 35.000 años que el perro comparte vida con el ser humano. Durante estos años, el perro, ha sufrido distintas mutaciones genéticas que le han permitido adaptarse a la vida humana, tal es así, que ha pasado a ser no sólo un tolerante, sino un gran consumidor de almidón y también es capaz de absorber la glucosa. Esto se comprobó con la Amilasa 2B (Yadav, Pickford, Zammit, & Ballard, 2021; Smith & Van Valkenburgh, 2021), que tanto en el estómago como en la saliva sí que tienen dicha enzima encargada de degradar almidón y glucógeno (mencionado en los temas 2, 3 y 8). Así mismo, se han producido cambios mandibulares con respecto a los diversos ancestros que pudo tener (lobo, chacal, zorro...) (ver tema 3), todo ello ha llevado al perro a ser lo que se conoce hoy, un animal omnívoro y que requiere en su dieta distintos alimentos para poder desarrollarse, crecer, estar sano y que todos los procesos metabólicos sean correctos. Desde 1979 se consideran 10 aminoácidos esenciales para el perro y uno recomendado (el 11 esencial para el gato, la taurina), a destacar: lisina, metionina, arginina, fenilalanina, triptófano, histidina, leucina, isoleucina, valina y treonina. Los alimentos ricos en estos aminoácidos son las proteínas de origen animal. La diferencia sustancial entre los peces y los animales terrestres es el balance de ácidos grasos saturados o insaturados (omega 3, omega 6, grasa, colesterol, etc.). Hay que matizar que existen más de esos aminoácidos esenciales (llamados no esenciales, que son los que puede producir el cuerpo por sí mismo) los cuales se encuentran en su totalidad en las carnes, no así en los alimentos vegetales, por ejemplo, la hidroxiprolina, cisteína, ornitina y citrulina son indetectables (Ito, Kikuzaki, & Ueno, 2019). Existen algunos ejemplos de leguminosas que contienen bastantes aminoácidos esenciales, como la soja o el garbanzo, pero no llegan a contener ni las cantidades recomendadas, ni son lo digestibles que sí resultan las carnes para las enzimas de los perros. Así mismo, dietas con gran cantidad de leguminosa y sin cereales han mostrado cierta sospecha de miocardiopatía dilatada (Bakke, y otros, 2022). Parece que la legumbre reduce los glóbulos rojos y crea hiperfosfatatemia, así como cambios en el metabolismo de la taurina (aminoácido que es recomendado ingerir en el perro también, además de en el gato). Por ejemplo, la soja es una fibra insoluble, por tanto, la absorción de este alimento en el intestino es menor que en el caso de las fibras solubles. Así mismo, carecen de metionina y dificultan la absorción de otros micronutrientes, como el selenio. También hay que destacar que la carne no aporta exclusivamente aminoácidos, sino otras sustancias como ácidos grasos, por ejemplo, una unión de EPA+DHA (ácidos Omega 3) se encuentra en una mayor cantidad en fuentes de pescado, incluso en las grasas de vacuno y el hígado del mismo. Parece que los vegetales no tienen este aporte nutricional conjunto. Con el ácido araquidónico ocurre de forma similar. Este ácido se puede encontrar alterado con el líquido cefalorraquídeo (aunque es necesario realizar más estudios al respecto), y puede dar muestras de lesiones medulares (O'neal Coto, 2017; Berghoff, Parnell, Hill, Suchodolski, & Steiner, 2013; Nebl, y otros, 2019; Daniel, King, & Waite, 1981).

La taurina es un aminoácido que se pensaba que no era esencial en la dieta del perro (a diferencia de la del gato), sin embargo, existen estudios donde relacionan niveles de taurina bajos con la miocardiopatía dilatada canina (Bakke, y otros, 2022; de Godoy, Kerr, & Fahey, 2013; Fascetti, 2003). La taurina se ve afectada por la ingesta de poca proteína animal, así como por la falta de cereales en la dieta. Los cereales ayudan a mantener una absorción de taurina óptima (una relación similar a la que podría existir entre la asimilación de calcio y la vitamina D, como ejemplo).

Cabe señalar que, en el aspecto comercial, existen preparados y piensos «veganos», los cuales han sido sometidos a diversos análisis por profesionales nutricionistas. Estos alimentos se analizaron, contrastando con las guías de la FEDIAF y la AAFCO. En todos estos alimentos se localizaron carencias de los distintos nutrientes, por ejemplo, desde un contenido deficitario en potasio, hasta en metionina o sodio, sin entrar en las vitaminas que deben ser añadidas porque esos alimentos no las pueden proporcionar (Zafalon, 2020), incluso en lisina pueden existir deficiencias (S. Schmidt, y otros, 2016; ISED, 2019).

Parece interesante comprobar cómo la aportación de proteína animal en la dieta de los perros ayuda a la recuperación de la microbiota (bacterias que colonizan todo el intestino [además de otras zonas]), lo que facilita el metabolismo, el balance energético, la digestión, la producción de vitaminas, la regulación de la insulina y los péptidos… (Cintio, Scarsella, Sgorlon, Sandri, & Stefanon, 2020).

Hay que entender que la carne no es sólo proteína o grasa, sino que tiene otra serie de nutrientes que también ayudan al organismo, desde vitamina B6 hasta la B12, algunos de los alimentos que más B6 tienen es la sardina (en torno a 0,96 mg/100 g). La vitamina B12 no se encuentra de forma natural en ningún vegetal y, por este motivo, las personas que deciden seguir dietas veganas deben tomar suplementación. En el caso de los vegetarianos puede no ser necesario, pues los derivados lácteos y los huevos tienen dicha vitamina (~0,0026 mg y 0,0012 mg / 100 g, respectivamente), aunque las carnes parecen tener más concentración, sobre todo algunas carnes como el conejo o ternera (0,0065 mg, 0,0046 mg, respectivamente), estas cantidades de vitamina B12 guardan relación con la alimentación rica en cobalto que hayan tenido los animales durante su crianza. En los perros la falta de la cobalamina (B12) se asocia con patologías intestinales crónicas (Kather, Grützner, Kook, Dengler, & Heilmann, 2020; Toresson, y otros, 2023; Toresson, Steiner, Suchodolski, & Spillmann, 2016; Pedrinelli, Gomes, & Carciofi, 2017).

Parece claro que el perro necesita carne para cumplir con todos los procesos metabólicos de los que dispone y gozar de una buena salud y apropiada a su especie, así mismo, también necesita otros nutrientes debido a que no es exclusivamente carnívoro, sino que encajaría dentro de la clasificación como omnívoro (Fernández Martín, 2022, págs. 18-19). Por tanto, podría considerarse maltrato animal el privar a un perro de darle carne en su dieta.

10.- CASTRACIÓN Y NUTRICIÓN

*El perro sabe,
pero no sabe que sabe.*

Uno de los principales problemas que aparecen a la hora de castrar a un animal es la obesidad. La obesidad es un factor determinante para acortar la vida de los perros y los gatos (y en general de los mamíferos). Influyen factores como la raza a la que pertenecen, el tipo de dueño que poseen, el sexo, el estado de castración, etc. (C.R, S., S.S., Sandøe, & T.B., 2019; Salt, Morris, Wilson, Lund, & German, 2019). De hecho, varios estudios relacionan la castración a la obesidad y ésta al desarrollo de diabetes millitus. La castración puede aumentar la ingesta diaria de alimentos, disminuye la tasa metabólica y puede hacer disminuir la actividad física (Öhlund, Palmgren, & Holst, 2018; Harper, Stack, Watson, & Moxham, 2001). Así mismo, existe evidencia sobre que las concentraciones séricas de IGF-1 disminuyen en perros castrados, esta disminución puede afectar a la hormona del crecimiento (mucho peor resulta en seres humanos). La disminución de la IGF-1 puede afectar a la resistencia a la insulina, osteopenia, hipogonadismo, alteraciones intestinales e, incluso, cirrosis (Conchillo, Prieto, & Quiroga, 2007; Tvarijonaviciute, Martinez-Subiela, Carrillo-Sanchez, Tecles, & Ceron, 2011; Dąbrowski, y otros, 2015), también puede guardar relación, sobre todo en machos, al aumento de la testosterona, lo cual ayuda a aumentar la masa muscular y ósea (un perro macho castrado, tiene niveles inferiores de testosterona que un perro intacto) (Conchillo, Prieto, & Quiroga, 2007; Fernández Martín, 2023).

El sexo femenino y el sexo masculino se desarrollan de distinta forma (en todas las especies), esto implica que cuando pierden sus capacidades reproductoras, tienen distintas afecciones. De este modo, cuando el hombre o la mujer se encuentra en edad reproductiva, se enfrentan de distinta forma a la obesidad.

El hombre tiene más tendencia a la diabetes y a enfermedades cardiovasculares que la mujer. Cuando la mujer entra en la menopausia tiene más probabilidad de obesidad que el hombre (Varghese, y otros, 2021). Así mismo, se ha podido comprobar que los estrógenos tienen un papel fundamental en el sistema nervioso central, sistema cardiovascular y esquelético (Eaton & Sethi, 2019), lo que implica que influyen directamente en el metabolismo de la glucosa y en las enfermedades metabólicas. Los estrógenos actúan sobre los núcleos hipotalámicos que controlan la ingesta de alimentos, el gasto energético y la distribución del tejido adiposo (Mauvais-Jarvis, Clegg, & Hevener, 2013). Del mismo modo, en el caso de los hombres, la privación de la testosterona (androsterona y androstenediona), desarrolla el síndrome metabólico y la diabetes tipo II (Navarro, Allard, Xu, & Mauvais-Jarvis, 2015). Estos hallazgos que relacionan las hormonas sexuales con la obesidad son extrapolables en uso y funciones a distintos animales, entre ellos, ratones, cerdos, perros y gatos (Fernández Martín, 2023).

La extirpación de los órganos sexuales en los perros impide que los estrógenos (también existentes en machos, aunque en mucha menor cantidad que en hembras) y la testosterona actúen sobre la hipófisis y el hipotálamo. El resultado de esta no interacción es que la hormona luteinizante (LH) se encuentre constantemente elevada. Las glándulas tiroides y suprarrenales, tracto gastrointestinal, ligamento cruzado craneal, ligamento redondo y los linfocitos son receptores de esta hormona (A., 2020). La obesidad podría disminuir las concentraciones de adiponectina en perros intactos, pero no en perros castrados (Verkest, y otros, 2011). En perros que están castrados, la ingesta de alimentos suprime la secreción de hormonas gastrointestinales, tales como el glucagón y la colecistoquinina, las cuales producen saciedad, por ello, cuando un perro está castrado, tiende a la obesidad, pues no controla la saciedad con dichas hormonas (Kawauchi, y otros, 2017). Parece ser que los receptores de LH que tienen que ver con el tracto digestivo aumentarían estas dos hormonas, lo que causaría hiperfagia, igual que las lesiones en el hipotálamo (Rozkowska & Fonberg, 1973; A., 2020). También parece que la LH está relacionada con el páncreas, y puede causar posibles diabetes en los perros y gatos (Marmor, y otros, 1982; Rand, Fleeman, Farrow, Appleton, & Lederer, 2004).

Parece lógico pensar que, si se nace con una cantidad concreta de hormonas y a medida que el cuerpo va creciendo, estas concentraciones hormonales cambian (en función de la edad, pueden aumentar o disminuir), si se interviene quirúrgica o farmacológicamente en el desarrollo animal, ese progreso se ve interrumpido y pueden comenzar las patologías provocadas al perro o al gato.

Para aumentar el conocimiento sobre este campo, el de la castración, se recomienda la lectura del libro «la castración en perros y gatos. Contra el egoísmo humano» (Fernández Martín, 2023).

11.- ENFERMEDADES RELACIONADAS

> No hay mejor psiquiatra en la tierra
> que un cachorro lamiéndote la cara.

El fin de este tema no es dar detalles extensos y específicos sobre orígenes o formas de una enfermedad concreta, pues el trabajo podría alargarse de una forma que no tendría sentido y el apartado técnico debería ser realizado por un veterinario especializado, sin embargo, no es el cometido del libro, y esto dificultaría su llegada a todos los públicos. Se enfocará en la forma que afecta, una vez que dicha enfermedad se ha desarrollado, a la adaptación nutritiva que deberá seguir el can o las distintas opciones que pudieran existir, aunque siempre hay lugar para la investigación y el conocimiento de nuevos estudios o formas de tratamiento. Algunas enfermedades pueden corregirse, y su duración puede ser menor y otras, por desgracia, son crónicas y deben llevar un tipo de alimentación de por vida, incluso en algunas de ellas la esperanza de vida puede no superar los 3 o 4 años, lo cual dependerá de muchos factores.

11.1.- DIABETES MELLITUS

> Cualquiera que no sepa qué sabor tiene el jabón,
> jamás ha bañado a un perro.

La diabetes es una alteración endocrina crónica, afecta, principalmente, a la regulación de hidratos de carbono. Provoca un problema de la síntesis de la insulina (existen dos tipos, insulinodependiente y no insulinodependiente). La forma de tratar o mantener la diabetes es, a grandes rasgos, normalizar los niveles de glucosa, para ello, es importante mantener una dieta concreta, hacer ejercicio y, en algunos casos, pincharse insulina.

La dieta debe ser fácil es digerir, pues así los nutrientes serán mejor absorbidos y se deberá dar de comer muchas más veces al día, dividiendo la toma diaria recomendada, en vez de en 2 o 3 al día, hacerla en 6 o más, para que así los niveles de glucosa se mantengan estables. Así mismo, la dieta debe ser baja en grasas y colesterol, así mismo, tanto los carbohidratos, lípidos y proteínas deben ser constantes en sus porcentajes y siempre deben aportarse las mismas cantidades, y es importante añadir dieta soluble. De esta forma, entre la insulina y el ajuste de la dieta, se podrá mantener al perro saludable (ISED, 2019; Wallace & Kirk, 1990; J. W. K., 1990; Fleeman & Rand, 2001; L. I. S., 1995; Brito-Casillas, Melián, & Wägner, 2016).

11.2.- HIPOTIROIDISMO

Mi meta en la vida es ser tan buena persona como mi perro ya cree que soy.

El hipotiroidismo es una alteración de la tiroides que puede provocar una disminución del metabolismo basal, lo que puede provocar que el animal acabe padeciendo obesidad y un frío excesivo (ver capítulo 11.7). Es importante controlar la dieta, pues tanto el yodo como la vitamina A, tienen un papel fundamental en la aparición o no del hipotiroidismo. Parece que con 140 µg se cumplen los requisitos medios diarios. Cuando un perro pacede hipotiroidismo se debería controlar el aporte nutricional cada poco tiempo, pues es posible que tengan una mala absorción de algunos de los nutrientes necesarios, es posible que en perros con la enfermedad haya menos aminoácidos de los que debería haber. Así mismo, podrían existir algunos problemas neurológicos provocados por el hipotiroidismo (ISED, 2019; Euroinnova, 2022; TechInstitute, 2022; Strey, Mischke, & Rieder, 2021; Kowalewski, Pachkowski, & Secord, 1977; Bertalan, Kent, & Glass, 2013; Animalia Formación, 2021).

11.3.- PANCREATITIS

> *El perro es el único ser que te quiere*
> *más que tú mismo.*

La pancreatitis es la inflamación del páncreas, tiene distintas gravedades, puede ser leve, media o grave y desde aguda hasta crónica. Hay pocos estudios sobre esta enfermedad en perros y parece que no existe consenso sobre la catalogación de un tipo u otro del grado de enfermedad. Sin embargo, sí parece claro que existen distintas opciones respecto a la nutrición cuando el animal está enfermo. Lo importante, a nivel nutricional, es mantener hidratado al animal y conseguir que no exista deficiencia de ácidos grasos esenciales, pero deben evitarse las grasas elevadas. Se permiten los cereales de fácil digestión, como el maíz o el arroz y proteínas animales comunes y de fácil digestión (ISED, 2019; Euroinnova, 2022; TechInstitute, 2022; Animalia Formación, 2021; Mansfield & Beths, 2015; Cridge, Twedt, Marolf, Sharkey, & Steiner, 2021; P. W. , 2015; G. X. P., 2015; Kim, Oh, Choi, Kim, & Youn, 2014; Westermarck & Wiberg, 2003).

11.4.- ENFERMEDAD HEPÁTICA

> *Al perro que duerme,*
> *no lo despiertes.*

Existen diversas causas para padecer una enfermedad que perjudique al hígado. La hepatitis debe diagnosticarse realizando una biopsia. De esta forma, se podrá identificar el problema y comprender si es crónica, autoinmine, infecciosa, inducida por fármacos, aguda... Es recomendable evitar el exceso de vitamina A, pues puede dar lugar a la acumulación de grandes cantidades en el hígado, lo que provocaría trastornos hepáticos severos, que podrían acabar en hígado graso. Parece que existe una asociación entre un gen COMMD1, que se asocia a un tipo de hepatitis genética con el cobre, así mismo, se conoce que el exceso de cobre en la dieta es uno de los causantes de la hepatitis. La NRC recomienda dar niveles de cobre por debajo de 3 mg/kg, aunque la NRC recomienda 1,5 mg / 1.000 kcal EM. A nivel nutricional, se deberá proporcionar un alimento bajo en grasa y con los niveles de cobre recomendados por la NRC (incluso más bajos, en algunos casos debe medicarse para aumentar la excreción del cobre). En caso de que el alimento no esté basado en estas recomendaciones, sería mejor no suministrárselo al can, cabe señalar, que no se debe eliminar el cobre por completo, pues es necesario para la absorción y el transporte del hierro, así como la formación de hemoglobina y el correcto funcionamiento de la enzima oxidasa. Parece que algunas razas son propensas a padecer enfermedad hepática por el cobre, tales como los bedlington terries, west highland white terrirer, pinscher, cocker spaniel (tanto americano como inglés), dálmata, Jack russel terrier, yorkshire terrier, cairn terrier, gran danés, samoyedo, springer spaniels ingleses… (ISED, 2019; Euroinnova, 2022; TechInstitute, 2022; Animalia Formación, 2021; Nakaichi, y otros, 2021; Sterczer, Gaál, Perge, & Rothuizen, 2001; National Research Council of the National Academies, 2006, pág. 368; Camps i Rabada, 1998; P. T. L., 2000).

11.5.- DIARREA

Quien da pan a perro ajeno,
pierde pan y pierde perro.

Aparentemente, la diarrea es un proceso de pérdida de bacterias beneficiosas de todo el trasto gastro-intestinal. Puede ser provocado por diferentes factores. Cuando ésta viene acompañada de vómitos, dolores abdominales, anorexia, etc., significa que el problema puede ser mayor y venir provocado por algún fallo orgánico o alguna enfermedad grave. En caso de que sólo sea diarrea, algo momentáneo tras la ingesta de algún alimento, alguna alergia a algún compuesto concreto, inyección de alguna vacuna, exceso de alimentación diaria (empacho) o cualquier otro proceso transitorio, no debe ser alarmante. Los procesos diarreicos tienen fácil solución cuando no se esconde otra enfermedad detrás. Lo más habitual es que el animal haya ayuno de un día. En caso de que el dueño no lo pueda aguantar, se le puede dar alimento astringente en pequeñas cantidades, varias veces al día. Existen muchos alimentos que pueden restablecer la flora intestinal y muchos suplementos alimenticios. Entre todos ellos, se puede dar patata cocida, zanahoria cocida, arroz cocido (con el agua mejor)… alimentos ricos en almidón. Y, como suplemento, se les puede aportar bacterias de la familia de Bifidobacterium bifidum, lactobacillus paracasei y enterococcus. También existen alimentos comerciales catalogados como gastrointestinables, que son bajos en grasa y ricos en almidones (ISED, 2019; Euroinnova, 2022; TechInstitute, 2022; Animalia Formación, 2021; Zambori, y otros, 2016; Chrzastowska, Kander, & Depta, 2009; Pilla & Suchodolski, 2021; Rossi, y otros, 2014).

11.6.- OBESIDAD

*Si tu perro está gordo,
tú no estás haciendo suficiente ejercicio.*

La obesidad es una patología aparentemente tratable, y que puede tener distintas causas. Desde problemas hormonales generados por intervenciones como la castración, hasta desbalances nutricionales provocados por el propietario. Es importante diferenciar la obesidad directa de un problema de tiroides, para ello, deberían analizarse las hormonas tiroideas.

Cuando no se lleva un control sobre lo que ingiere el animal, se puede provocar esta enfermedad. Si se realiza el cálculo de las calorías necesarias diarias para el mantenimiento y la actividad del can y se sobrepasan esos valores, al final ese exceso de energía se metabolizará como grasa que se almacenará a lo largo del cuerpo, provocando la obesidad. Para ello, la actividad diaria y el control del alimento deberá ser una regla a seguir. El propietario debe entender que no debe matar de hambre al animal, sino simplemente calcular el aporte diario y seguirlo. Si al dueño le gusta dar chuches o tiene algún ritual para ir o venir del domicilio, deberá tener en cuenta ese aporte calórico para restarlo del total diario recomendado (ver capítulo 2). Así mismo, debe entenderse que la obesidad puede provocar otra serie de enfermedades (diabetes, fracturas, neoplasias, enfermedades cardiovasculares…). A nivel nutricional, deben evitarse los piensos con exceso de grasa y se debe valorar y analizar bien los piensos light, pues algunos de esos piensos aportan mayor cantidad de proteína que piensos normales, algo que si el animal no consume, acaba acumulado como grasa en el propio tejido a lo largo del cuerpo. Así mismo, no se debe dar piensos ricos en fibra, pues se ha podido comprobar que la fibra en sí misma no tiene beneficio para la saciedad, sino que se debe aportar la energía que debería tener y hacerlo de forma paulatina, no de golpe, pues puede generar cierta ansiedad en el animal. Todo parece indicar que la obesidad es la enfermedad nutricional más común en el mundo occidental (ISED, 2019; Euroinnova, 2022; TechInstitute, 2022; Animalia Formación, 2021; Fernández Martín, 2022; Fernández Martín, 2023; J. G. A., 2006; Cortese, Terrazzano, & Pelagalli, 2019) (Butterwick & Hawthorne, 1998).

11.7.- PROBLEMAS CARDÍACOS

Los perros aman a sus amigos y muerden a sus enemigos, casi al contrario de las personas, quienes tienden a mezclar amor y odio.

Existen muchos factores que pueden acarrear problemas cardíacos (del corazón), de hecho, algunos estudios relacionaron esta patología a la falta de cereales en la dieta y no es de extrañar, pues al eliminar cereales se elimina una fuente importante de hidratos de carbono, los cuales son importantes para el desarrollo de muchos tejidos. Por ejemplo, el SNC (Sistema Nervioso Central) requiere glucosa y el glucógeno está presente en el músculo cardíaco. Es por ello que no es nada recomendable eliminar los cereales (como fuente de hidratos) de la dieta de los perros, salvo contadas excepciones y bajo supervisión veterinaria, como podría ser algún tipo de alergia o intolerancia. Así, se conoce que los cereales tienen una de las mayores digestibilidades que existen y son un alimento indispensable. Así mismo, la castración también se ha relacionado con problemas cardíacos (perras castradas mostraron mayores problemas cardíacos). A nivel nutricional, se deben valorar alimentos ricos en taurina, L-carnitina, ácidos grasos omega 3, etc. También existen en el mercado algunos alimentos apropiados cuando existe alguna patología relacionada con el corazón (ISED, 2019; Euroinnova, 2022; TechInstitute, 2022; Animalia Formación, 2021; Carciofi, y otros, 2008; Fernández Martín, 2022).

11.8.- ALERGIA

*A perro flaco,
todo son pulgas.*

La dermatitis atópica es una alteración común externa de la piel que puede manifestarse por predisposición genética a la síntesis de anticuerpos IgE (inmunoglobina E). Algunas razas, sobre todo de origen británico (como labrador o golden), tienen cierta predisposición. Cuando se conoce que existe esta predisposición genética, tiende a suministrarse probióticos desde cachorros, como por ejemplo cultivos de lactobacillus. Existen distintos factores que pueden provocar una alergia o una piel atópica en un perro. Desde una alergia alimenticia, hasta agentes externos o incluso alguna infección bacteriana secundaria. A nivel nutricional los ácidos grasos n-3 (pescados, por ejemplo, que además tienen ácido gamma-linolénico y ácido eicosapentaenoico) son un suplemento interesante e indispensable para evitar este tipo de alergias o ayudar en su tratamiento. A algunos perros les desaparece este tipo de reacción cuando se realiza alguna modificación base en el alimento o bien, con un cambio de residencia. También puede darse este tipo de reacción por alguna deficiencia de vitaminas, como de la A, C, cobre o zinc (ISED, 2019; Euroinnova, 2022; TechInstitute, 2022; Animalia Formación, 2021; Nuttall, Marsella, Rosenbaum, Gonzales, & Fadok, 2019; P. H. , 2010; Witzel-Rollins, y otros, 2019; J. D. D., 2004).

11.9.- PROBLEMA URINARIO

A carne de lobo,
diente de perro.

El problema más habitual es la urolitiasis, que son los cálculos urinarios. Es la formación de sedimentos en las vías de la orina. Se les llama cristales cuando son microscópicos y urolitos o cálculos cuando pueden verse a simple vista. Existen muchos tipos de urolitos que pueden provocar esta formación, estruvita, urato, cistina, oxalato de calcio, etc. Se puede hacer un análisis para comprobar qué tipo de urolito es y de esta forma controlar la forma de disolución. Cuando existe este tipo de patología, se debe tener un control total. A nivel nutricional, es importante mantener un pH apropiado en función del problema (aportar bajo contenido en magnesio y fósforo o alto en calcio, depende del diagnóstico) y evitar la sobreexposición a los minerales que se vean involucrados. También se debe evitar el exceso de proteína. Se debe evitar la sal para que se reduzca la cristalización y se debe aumentar la humedad en la alimentación (por ejemplo, con alimentos húmedos, donde el mayor porcentaje es agua). En caso de que exista una infección bacteriana, se debe identificar y controlar, así mismo, se debe realizar un cultivo cada 2 o 3 meses, el apartado que no corresponde a la nutrición, deberá pautarlo el veterinario (ISED, 2019; Euroinnova, 2022; TechInstitute, 2022; Animalia Formación, 2021; Bartges & Callens, 2015; Y., 2019; Lulich, y otros, 2016).

11.10.- FALLO RENAL

El perro del hortelano,
que ni come, ni deja comer.

Para controlar el fallo renal, se debe mantener un aporte moderado de proteína, el sodio, magnesio, potasio, fósforo y antioxidantes de la dieta. Es importante que el riñón trabaje lo menos posible y, de esta forma, alargar la vida al perro en cuestión. Hay que aumentar la humedad de la comida y la ingesta de agua. Una dieta rica en grasas ayudaría a que ingieriese el animal más calorías con menos alimento, además, en caso de ser ácidos grasos Omega 3 el beneficio es doble, por ejemplo, el aceite de pescado ayudaría en la dieta. También se debe aportar potasio y vitamina B. Es importante controlar la relación entre arginina y lisina (menor de 2,5) para que la función renal no se vea afectada. Así mismo, la relación proteína – creatina debe ser inferior a 0,4. En caso de que sea superior, puede ser un indicativo de que pueda existir un fallo renal (ISED, 2019; Euroinnova, 2022; TechInstitute, 2022; Animalia Formación, 2021; W. B. J., 2012; C. L. , 2017; J. P. V., 2021; Vaden & Elliott, 2016).

11.11.- CASTRACIÓN

> El perro de San Roque no tiene rabo,
> porque Ramón Ramírez se lo ha cortado.

La castración tiene una influencia directa en las hormonas sexuales de los perros, lo que implica que afectará a todo el cuerpo. Las hormonas cambian el metabolismo y esto, acaba desencadenando problemas nutricionales. La castración puede aumentar la ingesta diaria de alimentos, disminuye la tasa metabólico y, además, disminuye la actividad física. Los estrógenos influyen directamente en el metabolismo de la glucosa, y también actúan sobre los núcleos hipotalámicos que controlan la ingesta de alimentos, el gasto energético y la distribución del tejido adiposo (lo que guarda relación con la obesidad, ver capítulo 11.6). Para ampliar este apartado, se recomienda la lectura del libro: la castración en perros y gatos. Contra el egoísmo humano. A nivel nutricional deben evistar las chucherías, el exceso de calorías que no vayan a ser gastadas y se debe dar una alimentación equilibrada y apropiada al tipo de perro. Existen alimentos bajos en grasas y apropiados para este tipo de estado. (ISED, 2019; Euroinnova, 2022; TechInstitute, 2022; Animalia Formación, 2021; Fernández Martín, 2023).

11.12.- SENSIBILIDAD DENTAL, SARRO, PLACA

> Perro ladrador,
> poco mordedor.

Este tipo de problemas los acaban padeciendo muchos perros a lo largo de su vida, pues es habitual que con el tiempo se forme sarro y placa en los dientes. Lo mejor para evitarlo es darle al animal alimento seco, con la menor humedad posible y de boas que sean grandes para que el diente pueda pentrar en el alimento y de esta forma limpiarse correctamente. Algo que ha funciona desde los orígenes, son los trozos de pan duros, de esta forma se limpiará el diente en profundidad. Hay alimentos que son ricos en grasas, como ciertos tipos de mantecas, lo que les provoca placa dental. Deben evitarse alimentos que contengan mucha grasa o mantenca. También se les puede cepillar los dientes a diario, con cepillo de dientes y pastas especiales, pues el perro la acaba ingiriendo. Del mismo modo, existen estudios positivos sobre los masticables dentales para su lucha contra la placa dental (ISED, 2019; Euroinnova, 2022; TechInstitute, 2022; Animalia Formación, 2021; E. H. C., 2002; Harvey, Serfilippi, & Barnvos, 2015; Oba, y otros, 2021).

12.- ALGUNAS RECETAS PARA COMIDAS CASERAS SEGURAS

*Las mujeres y los gatos harán lo que les plazca.
Los perros y los hombres deberían relajarse y acostumbrarse a la idea.*

Existen algunos alimentos que pueden prepararse para nuestros perros de forma segura, para salir de la rutina y del tipo de alimentación comercial básica, se tratará de realizar una lista, pero por motivos de las limitaciones del trabajo, siempre se podrá ampliar y queda abierto a futuras actualizaciones:

1. Patas de pollo: hay que limpiarlas muy bien, incluso cocerlas durante unos minutos a más de 70 ºC. Una vez hecho, se meten al horno (mejor sin papel, directamente en la bandeja de rejilla, bien estiradas y separadas. Se cocinan a 90 ºC durante 4 horas, para dejarlas crujientes. Es importante no cocinar a altas temperaturas por la aparición de hidrocarburos. Es importante que queden así para evitar atragantamientos. Tienen mucho colágeno y es bueno para las articulaciones (Triyannanto & Lee, 2015; Tian, y otros, 2023; Singh & Agarwal, 2023).
2. Alga verde: Conocida como alga kelp (ascophyllum nodosum). Se administra en forma de polvo con el alimento a razón de 33 mg/kg. Es buena para la dentadura, ayuda a combatir el sarro y la placa (Gawor & Jank, 2023).
3. Carne picada (o cualquier tipo de carne): es recomendable evitar dar carne de mamífero (por la lactosa) como la ternera y es recomendable darle de pollo o pavo. Siempre debe cocinarse (ver capítulo 8) a más de 70 ºC para matar a todas las bacterias que pudieran contener; es importante evitar cocinarlas en barbacoa que no se pueda controlar la temperatura, a la plancha o de otras formas donde la temperatura sea exce-

sivamente elevada, pues esto podría provocar la aparición de aminas aromáticas, hidrocarburos, acrilamida (en los almidones), etc., por ello es recomendable elegir bien el corte de la carne y picarlo en casa, para evitar ciertas partes o preparados cárnicos (Stimbirys, y otros, 2015; IARC Working Group on the Evaluation of Carcinogenic Risks to Humans., 2018; Buffière, y otros, 2017; Suleman, y otros, 2020; Oz & Yuzer, 2016; Koppel, Gibson, Alavi, & Aldrich, 2014; Gómez S. , 2022).
4. Menú sencillo de ~1.500 Kcal/día. Para una semana: se recomienda hacer el cálculo del aporte necesario diario y ajustar la dosis en función de la necesidad de cada perro, así mismo, se debe cocinar todo ingrediente y el que lo necesite, limpiarlo correctamente (Ministerio de Agricultura, Pesca y Alimentación, 2024; Fundación Española de la Nutrición, 2024):

---

* Guisante amarillo (80 Kcal). Aceite de Oliva Virgen Extra (899 Kcal). Manteca de Cerdo (896 Kcal). Miel (314 Kcal). Calabaza (15 Kcal). Calabación (15 Kcal). Champiñón (31 Kcal). Garbanzo (373 Kcal). Lentejas (351 Kcal). Judías blancas/alubias (349 Kcal). Calamares (80 Kcal). Camarón (82 Kcal). Aceite de salmón (900 Kcal). Salmón (182 Kcal).

LUNES	MARTES	MIÉRCOLES	JUEVES	VIERNES	SÁBADO	DOMINGO
\multicolumn{7}{c}{PARTE PRINCIPAL DEL MENÚ}						
300 g de cerdo. 819 Kcal. 100 g de arroz blanco. 381 Kcal. 100 g de arándanos. 46 Kcal.	600 g de sardina. 840 Kcal. 499 g de maíz. 292 Kcal. 100 g de pera. 49 Kcal. 100 g de zanahoria. 40 Kcal.	600 g de codorniz. 636 Kcal. 100 g de pasta. 375 Kcal. 100 g de plátano. 94 Kcal.	500 g de pollo. 835 Kcal. 100 g de arroz blanco. 381 Kcal. 100 g de melocotón. 41 Kcal.	600 g de jabalí. 654 Kcal. 400 g de maíz. 292 Kcal. 100 g de manzana. 53 Kcal.	600 g de pavo. 642 Kcal. 100 g de arroz blanco. 381 Kcal. 100 g de níspero. 69 Kcal.	500 g de caballa. 750 Kcal. 100 g de pasta. 375 Kcal. 100 g de melocotón. 41 Kcal.
Total: 1246 Kcal.	Total: 1221 Kcal.	Total: 1105 Kcal.	Total: 1257 Kcal.	Total: 999 Kcal.	Total: 1092 Kcal.	Total: 1166 Kcal.

Posibles alimentos para añadir mezclados hasta completar la dosis diaria. Es recomendable no darles grandes cantidades de estos alimentos, sino realizar una mezcla para poder completar el total diario dependiendo de cada menú. Kcal cada 100 g. *

13.- BIBLIOGRAFÍA

*Hasta el más pequeño chihuahua
es todavía un lobo de corazón.*

A. Donadelli, R., & G. Aldrich, C. (2019). The effects on nutrient utilization and stool quality of Beagle dogs fed diets with beet pulp, cellulose, and Miscanthus grass. US National Library of Medicine. National Institutes of Health.

A. S. Dodd, S., J. Cave, N., L. Adolphe, J., K. Shoveller, A., & Verbrugghe, A. (2019). Plant-based (vegan) diets for pets: A survey of pet owner attitudes and feeding practices. US National Library of Medicine. National Institutes of Health.

A., K. M. (2020). Possible Relationship between Long-Term Adverse Health Effects of Gonad-Removing Surgical Sterilization and Luteinizing Hormone in Dogs. Animals : an open access journal from MDPI, 10(4), 599. https://doi.org/10.3390/ani10040599. Pubmed.

AAFCO. (2021). Byproducts. https://talkspetfood.aafco.org/byproducts.

Abney, S. E., Bright, K. R., McKinney, J., Ijaz, M. K., & Gerba, C. P. (2021). Toilet hygiene-review and research needs. Journal of applied microbiology, 131(6), 2705–2714. https://doi.org/10.1111/jam.15121. Pubmed.

Adebowale, A., Du, J., Liang, Z., Leslie, J. L., & Eddington, N. D. (2002). The bioavailability and pharmacokinetics of glucosamine hydrochloride and low molecular weight chondroitin sulfate after single and multiple doses to beagle dogs. Biopharmaceutics & drug disposition, 23(6), 217–225. Pubmed.

Adin, D., Freeman, L., Stepien, R., Rush, J. E., Tjostheim, S., Kellihan, H., . . . Goldberg, R. (2021). Effect of type of diet on blood and plasma taurine concentrations, cardiac biomarkers, and echocardiograms in 4 dog breeds. Journal of veterinary internal medicine, 35(2), 771–779. https://doi.org/10.1111/jvim.16075. Pubmed.

Aditivos Alimentarios. (2023). https://www.aditivos-alimentarios.com/.

AEMPS. (2023). Diacéreina: la evaluación europea concluye que el balance beneficio-riesgo es desafavorable. . https://www.aemps.gob.es/informa/notasinformativas/medicamentosusohumano-3/seguridad-1/2013/ni-muh_fv_30-2013-diacereina/#.

Afonso, T. B., Simões, L. C., & Lima, N. (2021). Occurrence of filamentous fungi in drinking water: their role on fungal-bacterial biofilm formation. Research in microbiology, 172(1), 103791. https://doi.org/10.1016/j.resmic.2020.11.002. Pubmed.

Agaj, A., Peršurić, Ž., & Pavelić, S. K. (2022). Mediterranean Food Industry By-Products as a Novel Source of Phytochemicals with a Promising Role in Cancer Prevention. Molecules (Basel, Switzerland), 27(24), 8655. https://doi.org/10.3390/molecules27248655. Pubmed.

Agudelo González, G. (2008). Fundamentos de nutrición animal aplicada. Colombia: Univerisdad de Antioquía.

Ahmad, J. I., Dignum, M., Liu, G., Medema, G., & van der Hoek, J. P. (2021). Changes in biofilm composition and microbial water quality in drinking water distribution systems by temperature increase induced through thermal energy recovery. Environmental research, 194, 110648. Pubmed.

Ahmad, J. I., Dignum, M., Liu, G., Medema, G., & van der Hoek, J. P. (2021). Changes in biofilm composition and microbial water quality in drinking water distribution systems by temperature increase induced through thermal energy recovery. Environmental research, 194, 110648. https://doi.org/10.1016/j.envres.2020.110648. Pubmed.

Ahmad, S. Y., Friel, J., & Mackay, D. (2020). The Effects of Non-Nutritive Artificial Sweeteners, Aspartame and Sucralose, on the Gut Microbiome in Healthy Adults: Secondary Outcomes of a Randomized Double-Blinded Crossover Clinical Trial.

Nutrients, 12(11), 3408. https://doi.org/10.3390/nu12113408. Pubmed.

Ahmed, Y. H., El-Naggar, M. E., Rashad, M. M., M Youssef, A., Galal, M. K., & Bashir, D. W. (2022). Screening for polystyrene nanoparticle toxicity on kidneys of adult male albino rats using histopathological, biochemical, and molecular examination results. Cell and tissue research, 388(1), 149–165. https://doi.org/10.1007/s00441-022-03581-5. Pubmed.

Ajaj, A., J'Bari, S., Ononogbo, A., Buonocore, F., Bear, J. C., Mayes, A. G., & Morgan, H. (2021). An Insight into the Growing Concerns of Styrene Monomer and Poly(Styrene) Fragment Migration into Food and Drink Simulants from Poly(Styrene) Packaging. Foods (Basel, Switzerland), 10(5), 1136. https://doi.org/10.3390/foods10051136. Pubmed.

Ajaj, A., J'Bari, S., Ononogbo, A., Buonocore, F., Bear, J. C., Mayes, A. G., & Morgan, H. (2021). An Insight into the Growing Concerns of Styrene Monomer and Poly(Styrene) Fragment Migration into Food and Drink Simulants from Poly(Styrene) Packaging. Foods (Basel, Switzerland), 10(5), 1136. https://doi.org/10.3390/foods10051136. Pubmed.

Alfaia, C. M., Costa, M. M., Lopes, P. A., Pestana, J. M., & Prates, J. A. (2022). Use of Grape By-Products to Enhance Meat Quality and Nutritional Value in Monogastrics. Foods (Basel, Switzerland), 11(18), 2754. https://doi.org/10.3390/foods11182754. Pubmed.

AlSaad, D., Awaisu, A., Elsalem, S., . . . M. (2017). Is pyridoxine effective and safe for post-partum lactation inhibition? A systematic review. Journal of clinical pharmacy and therapeutics, 42(4), 373–382. https://doi.org/10.1111/jcpt.12526. Pubmed.

Alshehabat, M., Hananeh, W., Ismail, Z. B., Rmilah, S. A., & Abeeleh, M. A. (2020). Wound healing in immunocompromised dogs: A comparison between the healing effects of moist exposed burn ointment and honey. Veterinary world, 13(12), 2793–2797. https://doi.org/10.14202/vetworld.2020.2793-2797.

Animalia Formación. (2021). Dietética y nutrición animal.

Arendt, M., Fall, T., Lindblad-Toh, K., & Axelsson, E. (2014). Amylase activity is associated with AMY2B copy numbers in dog: implications for dog domestication, diet and diabetes. Animal genetics, 45(5), 716–722. https://doi.org/10.1111/age.12179.

Arrighi, S., Pichetto, M., Roccabianca, P., & Romussi, S. (2011). The anatomy of the dog soft palate. I. Histological evaluation of the caudal soft palate in mesaticephalic breeds. Anatomical record (Hoboken, N.J. : 2007), 294(7), 1261–1266. https://doi.org/10.1002/ar.21418. Pubmed.

Artioli, G. G., Gualano, B., Smith, A., Stout, J., Lancha, A. H., & Jr. (2010). Role of beta-alanine supplementation on muscle carnosine and exercise performance. Medicine and science in sports and exercise, 42(6), 1162–1173. https://doi.org/10.1249/MSS.0b013e3181c74e38. Pubmed.

Axelsson, E., Ratnakumar, A., Arendt, M.-L., Maqbool, K., T. Webster, M., Perloski, M., . . . Lindblad-Toh, K. (2013). The genomic signature of dog domestication reveals adaptation to a starch-rich diet. Nature. 495, pages 360–364.

Badgeley, A., Anwar, H., Modi, K., Murphy, P., & Lakshmikuttyamma, A. (2021). Effect of probiotics and gut microbiota on anti-cancer drugs: Mechanistic perspectives. Biochimica et biophysica acta. Reviews on cancer, 1875(1), 188494. https://doi.org/10.1016/j.bbcan.2020.188494. Pubmed.

Baghurst, P. A., Carman, J. A., Syrette, J. A., Baghurst, K. I., & Crocker, J. M. (1992). Diet, prolactin, and breast cancer. The American journal of clinical nutrition, 56(5), 943–949. https://doi.org/10.1093/ajcn/56.5.943. Pubmed.

Bakke, A. M., Wood, J., Salt, C., Allaway, D., Gilham, M., Kuhlman, G., . . . O'Flynn, C. (2022). Responses in randomised groups of healthy, adult Labrador retrievers fed grain-free diets with high legume inclusion for 30 days display commonalities with dogs with suspected dilated cardiomyopathy. BMC veterinary research, 18(1), 157. https://doi.org/10. Pubmed.

Baloi, P. A., Kircher, P. R., & Kook, P. H. (2013). Endoscopic ultrasonographic evaluation of the esophagus in healthy dogs. American journal of veterinary research, 74(7), 1005–1009. https://doi.org/10.2460/ajvr.74.7.1005. Pubmed.

Barsanti, J. A., Walser, M., Hatheway, C. L., Bowen, J. M., & Crowell, W. (1978). Type C botulism in American Foxhounds. Journal of the American Veterinary Medical Association, 172(7), 809–813. Pubmed.

Bartges, J. W., & Callens, A. J. (2015). Urolithiasis. The Veterinary clinics of North America. Small animal practice, 45(4), 747–768. https://doi.org/10.1016/j.cvsm.2015.03.001. Pubmed.

Bastos, T. S., Souza, C. M., Legendre, H., Richard, N., Pilla, R., Suchodolski, J. S., . . . Félix, A. P. (2023). Effect of Yeast Saccharomyces cerevisiae as a Probiotic on Diet Digestibility, Fermentative Metabolites, and Composition and Functional Potential of the Fecal Microbiota of Dogs Submitted to an Abrupt Dietary Change. Microorganisms, 11(2), 506. https://do. Pubmed.

Bates, N., Tizzard, Z., & Edwards, N. (2023). Acute kidney injury in dogs following ingestion of cream of tartar and tamarinds and the connection to tartaric acid as the proposed toxic principle in grapes and raisins. Journal of veterinary emergency and critical care (San Antonio, Tex. : 2001), 33(6). Pubmed.

Bednar, G. E., Patil, A. R., Murray, S. M., Grieshop, C. M., Merchen, N. R., & Fahey, G. C., & Jr. (2001). Starch and fiber fractions in selected food and feed ingredients affect their small intestinal digestibility and fermentability and their large bowel fermentability in vitro in a canine model. The Journal of nutrition, 131(2), 276–286. https://doi.org/10. Pubmed.

Ben-Jonathan, N., & Hnasko, R. (2001). Dopamine as a prolactin (PRL) inhibitor. Endocrine reviews, 22(6), 724–763. https://doi.org/10.1210/edrv.22.6.0451. Pubmed.

Berghoff, N., Parnell, N. K., Hill, S. L., Suchodolski, J. S., & Steiner, J. M. (2013). Serum cobalamin and methylmalonic acid concentrations in dogs with chronic gastrointestinal disease. American journal of veterinary research, 74(1), 84–89. https://doi.org/10.2460/ajvr.74.1.84. Pubmed.

Bertalan, A., Kent, M., & Glass, E. (2013). Neurologic manifestations of hypothyroidism in dogs. Compendium (Yardley, PA), 35(3), E2. Pubmed.

Bethesda (MD): Instituto Nacional de Salud Infantil y Desarrollo Humano. (2021). Peony. In Drugs and Lactation Database (LactMed®). Pubmed.

Bhathal, A., Spryszak, M., Louizos, C., & Frankel, G. (2017). Glucosamine and chondroitin use in canines for osteoarthritis: A review. Open veterinary journal, 7(1), 36–49. https://doi.org/10.4314/ovj.v7i1.6. Pubmed.

Bian, X., Chi, L., Gao, B., Tu, P., Ru, H., & Lu, K. (2017). The artificial sweetener acesulfame potassium affects the gut microbiome and body weight gain in CD-1 mice. PloS one, 12(6), e0178426. https://doi.org/10.1371/journal.pone.0178426. Pubmed.

BOE. (2012). Real Decreto 1528/2012, de 8 de noviembre, por el que se establecen las normas aplicables a los subproductos animales y los productos derivados no destinados al consumo humano. BOE.

Bojanic, K., C. Midwinter, A., C. Marshall, J., J. Biggs, P., & Acke, E. (2018). Isolation of emerging Campylobacter species in working farm dogs and their frozen home-killed raw meat diets. US National Library of Medicine. National Institutes of Health.

Bosch, G., A. Hagen-Plantinga, E., & H. Hendriks, W. (2015). Dietary nutrient profiles of wild wolves: insights for optimal dog nutrition? Pubmed.

Botha, C. J., & Penrith, M. L. (2009). Potential plant poisonings in dogs and cats in southern Africa. Journal of the South African Veterinary Association, 80(2), 63–74. https://doi.org/10.4102/jsava.v80i2.173. Pubmed.

Boukraâ, L., & Bouchegrane, S. (2007). Additive action of honey and starch against Candida albicans and Aspergillus niger. Revista iberoamericana de micologia, 24(4), 309–311. https://doi.org/10.1016/s1130-1406(07)70062-1.

Bray, E. E., Zheng, Z., Tolbert, M. K., McCoy, B. M., Dog Aging Project Consortium, K. M., & Kerr, K. F. (2022). Once-daily feeding is associated with better health in companion dogs: results from the Dog Aging Project. GeroScience, 44(3), 1779–1790. https://doi.org/10.1007/s11357-022-00575-7. Pubmed.

Brito-Casillas, Y., Melián, C., & Wägner, A. M. (2016). Study of the pathogenesis and treatment of diabetes mellitus through animal models. Endocrinologia y nutricion : organo de la Sociedad Espanola de Endocrinologia y Nutricion, 63(7), 345–353. https://doi.org/10.1016/j.endonu.2016.03.011. Pubmed.

Brookes, G., & Barfoot, P. (2013). Key environmental impacts of global genetically modified (GM) crop use 1996–2011. https://doi.org/10.4161/gmcr.24459. www.tandfonline.com.

Brown, W. Y., & McGenity, P. (2005). Effective periodontal disease control using dental hygiene chews. Journal of veterinary dentistry, 22(1), 16–19. https://doi.org/10.1177/089875640502200102. Pubmed.

Brutlag, A., & Hommerding, H. (2018). Toxicology of Marijuana, Synthetic Cannabinoids, and Cannabidiol in Dogs and Cats. The Veterinary clinics of North America. Small animal practice, 48(6), 1087–1102. https://doi.org/10.1016/j.cvsm.2018.07.008. Pubmed.

Bucke, D. (1993). Aquatic pollution: effects on the health of fish and shellfish. Pubmed.

Buddhachat, K., Siengdee, P., Chomdej, S., Soontornvipart, K., & Nganvongpanit, K. (2017). Effects of different omega-3 sources, fish oil, krill oil, and green-lipped mussel against cytokine-mediated canine cartilage degradation. Pubmed.

Buff, P. R., Carter, R. A., Bauer, J. E., & Kersey, J. H. (2014). Natural pet food: a review of natural diets and their impact on canine and feline physiology. Journal of animal science, 92(9), 3781–3791. https://doi.org/10.2527/jas.2014-7789. Pubmed.

Buffière, C., Gaudichon, C., Hafnaoui, N., Migné, C., Scislowsky, V., Khodorova, N., . . . Rémond, D. (2017). In the elderly, meat protein assimilation from rare meat is lower than that from meat that is well done. The American journal of clinical nutrition, 106(5), 1257–1266. https://doi.org/10.3945/ajcn.117.158113. Pubmed.

Bundesinstitut für Risikobewertung. (2019). Süßstoff Sucralose: Beim Erhitzen von Lebensmitteln können gesundheitsschädliche Verbindungen entstehen . BFR.

Buono, F., Pacifico, L., Piantedosi, D., Sgroi, G., Neola, B., Roncoroni, C., . . . Veneziano, V. (2019). Preliminary Observations of the Effect of Garlic on Egg Shedding in Horses Naturally Infected by Intestinal Strongyles. Volume 72, January 2019, Pages 79-83. Journal of Equine Veterinary Science.

Butterwick, R. F., & Hawthorne, A. J. (1998). Advances in dietary management of obesity in dogs and cats. The Journal of nutrition, 128(12 Suppl), 2771S–2775S. https://doi.org/10.1093/jn/128.12.2771S. Pubmed.

C. Bosch, A., O'Neil, B., O. Sigge, G., E. Kerwath, S., & C. Hoffman, L. (2016). Heavy metals in marine fish meat and consumer health: a review. Pubmed.

C. H., W. (2009). Palytoxin: membrane mechanisms of action. Toxicon : official journal of the International Society on

Toxinology, 54(8), 1183–1189. https://doi.org/10.1016/j.toxicon.2009.02.030. Pubmed.

C. Ingham, S., K. Wadhera, R., A. Fanslau, M., & R. Buege, D. (2005). Growth of Salmonella Serovars, Escherichia coli O157:H7, and Staphylococcus aureus during Thawing of Whole Chicken and Retail Ground Beef Portions at 22 and 30°C. JOurna of Food Protection.

C., B. J. (1974). "Enterogastrone" and other new gut peptides. The Medical clinics of North America, 58(6), 1347–1358. https://doi.org/10.1016/s0025-7125(16)32076-4. Pubmed.

C., D. (1958). Philodendron dermatitis. California medicine, 88(4), 329–330. Pubmed.

C., G. (2021). Genome engineering for crop improvement and future agriculture. Cell, 184(6), 1621–1635. https://doi.org/10.1016/j.cell.2021.01.005. Pubmed.

C., L. (2017). Managing Fluid and Electrolyte Disorders in Kidney Disease. The Veterinary clinics of North America. Small animal practice, 47(2), 471–490. https://doi.org/10.1016/j.cvsm.2016.09.011. Pubmed.

C., R. M. (2023). Toxic Garden and Landscaping Plants. The Veterinary clinics of North America. Equine practice, S0749-0739(23)00074-3. Advance online publication. https://doi.org/10.1016/j.cveq.2023.11.002. Pubmed.

C.R, B., S., G., S.S., J., Sandøe, P., & T.B., L. (2019). Neutering increases the risk of obesity in male dogs but not in bitches — A cross-sectional study of dog- and owner-related risk factors for obesity in Danish companion dogs, https://doi.org/10.1016/j.prevetmed.2019.104730. sciencedirect.com.

Cagide, E., Louzao, M. C., Espiña, B., Vieytes, M. R., Jaen, D., Maman, L., . . . Botana, L. M. (2009). Production of functionally active palytoxin-like compounds by Mediterranean Ostreopsis cf. siamensis. Cellular physiology and biochemistry : international journal of experimental cellular physiology, biochemistry, and pharmacology, 23(4-6), 431–440. . Pubmed. https://doi.org/10.1159/000218190.

Camps i Rabada, J. (1998). Necesidades nutricionales normales del perro y del gato. Canis et Felis.

Canales, S., E., Soria, J., Zárate, A., . . . M. (1976). The influence of pyridoxine on prolactin secretion and milk production in women. British journal of obstetrics and gynaecology, 83(5), 387–388. https://doi.org/10.1111/j.1471-0528.1976.tb00848.x. Pubmed.

Carciofi, A. C., Takakura, F. S., de-Oliveira, L. D., Teshima, E., Jeremias, J. T., Brunetto, M. A., & Prada, F. (2008). Effects of six carbohydrate sources on dog diet digestibility and post-prandial glucose and insulin response. Journal of animal physiology and animal nutrition, 92(3), 326–336. Pubmed.

Carciofi, A. C., Takakura, F. S., de-Oliveira, L. D., Teshima, E., Jeremias, J. T., Brunetto, M. A., & Prada, F. (2008). Effects of six carbohydrate sources on dog diet digestibility and post-prandial glucose and insulin response. Journal of animal physiology and animal nutrition, 92(3), 326–336. Pubmed.

Carlson, H. E., Hyman, D. B., Bauman, C., & Koch, R. (1992). Prolactin responses to phenylalanine and tyrosine in phenylketonuria. Metabolism: clinical and experimental, 41(5), 518–521. https://doi.org/10.1016/0026-0495(92)90211-r. Pubmed.

Carroll, M. Q., Oba, P. M., Sieja, K. M., Alexander, C., Lye, L., de Godoy, M. R., . . . Swanson, K. S. (2020). Effects of novel dental chews on oral health outcomes and halitosis in adult dogs. Journal of animal science, 98(9), skaa274. https://doi.org/10.1093/jas/skaa274. Pubmed.

Casanueva, E., Ripoll, C., Meza-Camacho, C., Coutiño, B., Ramírez-Peredo, J., & Parra, A. (2005). Possible interplay between vitamin C deficiency and prolactin in pregnant women with premature rupture of membranes: facts and hypothesis. Medical hypotheses, 64(2), 241–247. https://doi.org/10.1016/j.mehy.2004.08.002. Pubmed.

Castillo García, E., & Martínez Solís, I. (2007). Manual de Fitoterapia. Elsevier España.

Castro Muñoz, E., Jiménez., N., Xavier, P., & Ortega Ojeda, C. A. (2017). SUPLEMENTACIÓN CON LEVADURA DE CERVEZA (Saccharomyces cerevisiae) Y PROMOTORES EN LA GESTACIÓN Y RECRÍA DE CUYES (Cavia porcellus). LA GRANJA. Revista de Ciencias de la Vida , 25 (1), 45-52. https://doi.org/10.17163/lgr.n25.2017.04. Scielo.

CE. (2009). Reglamento (CE) n o 1069/2009 del Parlamento Europeo y del Consejo, de 21 de octubre de 2009 , por el que se establecen las normas sanitarias aplicables a los subproductos animales (...).

Cedeño, Y., López-Alonso, M., & Miranda, M. (2016). Hepatic concentrations of copper and other metals in dogs with and without chronic hepatitis. The Journal of small animal practice, 57(12), 703–709. https://doi.org/10.1111/jsap.12591. Pubmed.

Chai, M., Wang, L., Li, X., Zhao, J., Zhang, H., Wang, G., & Chen, W. (2021). Different Bifidobacterium bifidum strains change the intestinal flora composition of mice via different mechanisms to alleviate loperamide-induced constipation. Food & function, 12(13), 6058–6069. https://doi.org/10.1039/d1fo00559f. Pubmed.

Chandler, M. (2008). Pet food safety: sodium in pet foods. Topics in companion animal medicine, 23(3), 148–153. https://doi.org/10.1053/j.tcam.2008.04.008. Pubmed.

Chanthick, C., & Thongboonkerd, V. (2022). Hyaluronic acid promotes calcium oxalate crystal growth, crystal-cell adhesion, and crystal invasion through extracellular matrix. Toxicology in vitro : an international journal published in association with BIBRA, 80, 105320. https://doi.org/10.1016/j.ti. Pubmed.

Chapa Martínez, C. A., Hinojosa Reyes, L., Ruíz Ruíz, E., Hernández Ramírez, A., & Guzmán Mar, J. L. (2015). Determinación del Contenido Total y Lixiviable de Antimonio en Contenedores Plásticos PET por Espectroscopia de Fluorescencia

Atómica . Quimica Hoy, 5(2), 25–30. https://doi.org/10.29105/qh5.2-222. quimicahoy.uanl.mx.

Chen, X., Liu, H., Sun, X., Zan, B., & Liang, M. (2021). Chloride corrosion behavior on heating pipeline made by AISI 304 and 316 in reclaimed water. RSC advances, 11(61), 38765–38773. https://doi.org/10.1039/d1ra06695a. Pubmed.

Chilcoat, D., Liu, Z. B., & Sander, J. (2017). Use of CRISPR/Cas9 for Crop Improvement in Maize and Soybean. Progress in molecular biology and translational science, 149, 27–46. https://doi.org/10.1016/bs.pmbts.2017.04.005. Pubmed.

Chrzastowska, M., Kander, M., & Depta, A. (2009). Prospects for the use of probiotic bacteria in the treatment of gastrointestinal diseases in dogs. Polish journal of veterinary sciences, 12(2), 279–284. Pubmed.

Chu, J., Cai, Y., Li, C., Wang, X., Liu, Q., & He, M. (2021). Dynamic flows of polyethylene terephthalate (PET) plastic in China. Waste management (New York, N.Y.), 124, 273–282. https://doi.org/10.1016/j.wasman.2021.01.035. Pubmed.

Ciganda, C., & Laborde, A. (2003). Herbal infusions used for induced abortion. Journal of toxicology. Clinical toxicology, 41(3), 235–239. https://doi.org/10.1081/clt-120021104. Pubmed.

Cintio, M., Scarsella, E., Sgorlon, S., Sandri, M., & Stefanon, B. (2020). Gut Microbiome of Healthy and Arthritic Dogs. Veterinary sciences, 7(3), 92. https://doi.org/10.3390/vetsci7030092. Pubmed.

Coelho, L. K. (2018). Similarity of the dog and human gut microbiomes in gene content and response to diet. microbiomejournal.biomedcentral.com.

Colective, Sage-Femme. (2008). Natural Liberty: Rediscovering Self-induced Abortion Methods. Ilustrada.

Coleman, A. E., & Merola, V. (2016). Clinical signs associated with ingestion of black walnut tree (Juglans nigra) wood, nuts, and hulls in dogs: 93 cases (2001-2012). Journal of the

American Veterinary Medical Association, 248(2), 195–200. https://doi.org/10.2460/javma.248.2.195. Pubmed.

Comblain, F., Serisier, S., Barthelemy, N., Balligand, M., & Henrotin, Y. (2016). Review of dietary supplements for the management of osteoarthritis in dogs in studies from 2004 to 2014. Pubmed.

Conchillo, M., Prieto, J., & Quiroga, J. (2007). Factor de crecimiento semejante a la insulina tipo I (IGF-I) y cirrosis hepática. Rev. esp. enferm. dig. vol.99 no.3. https://scielo.isciii.es/.

Cortese, L., Terrazzano, G., & Pelagalli, A. (2019). Leptin and Immunological Profile in Obesity and Its Associated Diseases in Dogs. International journal of molecular sciences, 20(10), 2392. https://doi.org/10.3390/ijms20102392. Pubmed.

Cortinovis, C., & Caloni, F. (2016). Household Food Items Toxic to Dogs and Cats. US National Library of Medicine. National Institutes of Health.

Cortinovis, C., & Caloni, F. (2016). Household Food Items Toxic to Dogs and Cats. Frontiers in veterinary science, 3, 26. Pubmed.

Cox, C. M. (1995). Effects of coconut oil, butter, and safflower oil on lipids and lipoproteins in persons with moderately elevated cholesterol levels. Journal of lipid research, 36(8), 1787–1795.

Cridge, H., Twedt, D. C., Marolf, A. J., Sharkey, L. C., & Steiner, J. M. (2021). Advances in the diagnosis of acute pancreatitis in dogs. Journal of veterinary internal medicine, 35(6), 2572–2587. https://doi.org/10.1111/jvim.16292. Pubmed.

Crovace, A., Lacitignola, L., Miolo, A., & Fanizzi, F. P. (2006). Surgery plus chondroprotection for canine cranial cruciate ligament (CCL) rupture: a proton-NMR study. Veterinary and comparative orthopaedics and traumatology : V.C.O.T, 19(4), 239–245. Pubmed.

Cui, Y., Liu, S., Smith, K., Yu, K., Hu, H., Jiang, W., & Li, Y. (2016). Characterization of corrosion scale formed on stainless steel delivery pipe for reclaimed water treatment. Water research, 88, 816–825. https://doi.org/10.1016/j.watres.2015.11.021. Pubmed.

Curran, C. P., & Marczinski, C. A. (2017). Taurine, caffeine, and energy drinks: Reviewing the risks to the adolescent brain. Birth defects research, 109(20), 1640–1648. https://doi.org/10.1002/bdr2.1177. Pubmed.

Dąbrowski, R., Szczubiał, M., Kostro, K., Wawron, W., Ceron, J. J., & Tvarijonaviciute, A. (2015). Serum insulin-like growth factor-1 and C-reactive protein concentrations before and after ovariohysterectomy in bitches with pyometra. Theriogenology, 83(4), 474–477. https://doi.org/10.1016/j.theriogenology.2014.09.024. Pubmed.

D'Altilio, M., Peal, A., Alvey, M., Simms, C., Curtsinger, A., Gupta, R. C., . . . Bagchi, D. (2007). Therapeutic Efficacy and Safety of Undenatured Type II Collagen Singly or in Combination with Glucosamine and Chondroitin in Arthritic Dogs. Toxicology mechanisms and methods, 17(4), 189–196. https://doi.org/10.1080/15376510600910469. Pubmed.

Daniel, L. W., King, L., & Waite, M. (1981). Source of arachidonic acid for prostaglandin synthesis in Madin-Darby canine kidney cells. The Journal of biological chemistry, 256(24), 12830–12835. Pubmed.

Daniels-Moulin, M.-P. (2020). El caniche. Parkstone International.

Dartar Oztan, M., Akman, A. A., Zaimoglu, L., & Bilgiç, S. (2002). Corrosion rates of stainless-steel files in different irrigating solutions. International endodontic journal, 35(8), 655–659. https://doi.org/10.1046/j.1365-2591.2002.00530.x. Pubmed.

de Godoy, M. R. (2013). Alternative dietary fiber sources in companion animal nutrition. Nutrients, 5(8), 3099–3117. https://doi.org/10.3390/nu5083099. Pubmed.

de Godoy, M. R., Kerr, K. R., & Fahey, G. C. (2013). Alternative dietary fiber sources in companion animal nutrition. Nutrients, 5(8), 3099–3117. https://doi.org/10.3390/nu5083099.

de Wardener, H. E. (1992). Sodium et hypertension [Sodium and hypertension]. Archives des maladies du coeur et des vaisseaux, 89 Spec No 4, 9–15. Pubmed.

Delaney, B., Goodman, R. E., & Ladics, G. S. (2018). Food and Feed Safety of Genetically Engineered Food Crops. Toxicological sciences : an official journal of the Society of Toxicology, 162(2), 361–371. https://doi.org/10.1093/toxsci/kfx249. Pubmed.

Di Cerbo, A. P. (2015). Toxicological Implications and Inflammatory Response in Human Lymphocytes Challenged with Oxytetracycline. US National Library of Medicine. National Institutes of Health.

Diez, M., & Nguyen, P. (2002). Enciclopedia de la nutrición clínica canina. Royal Canin.

DOCE. (2002). Directiva 2002/32/CE del Parlamento Europeo y del Consejo, de 7 de mayo de 2002, sobre sustancias indeseables en la alimentación animal. BOE.

Dodd, S., BArry, M., Grant, C., & Verbrugghe, A. (2019). Abnormal bone mineralization in a puppy fed an imbalanced raw meat homemade diet diagnosed and monitored using dual-energy X-ray absorptiometry. Pubmed.

Doman, G., Aoun, J., Truscinski, J., Truscinski, M., & Aouthmany, S. (2022). Cyanide Poisoning. Journal of education & teaching in emergency medicine, 7(3), S1–S25. https://doi.org/10.21980/J80W76. Pubmed.

Donadelli, R. A. (2020). A commercial grain-free diet does not decrease plasma amino acids and taurine status but increases bile acid excretion when fed to Labrador Retrievers. Translational animal science, 4(3), txaa141. https://doi.org/10.1093/tas/txaa141.

Donlan, R. M., & Costerton, J. W. (2002). Biofilms: survival mechanisms of clinically relevant microorganisms. Clinical microbiology reviews, 15(2), 167–193. https://doi.org/10.1128/CMR.15.2.167-193.2002. Pubmed.

DOUE. (2023). Reglamento (UE) 2023/915 de la Comisión de 25 de abril de 2023 relativo a los límites máximos de determinados contaminantes en los alimentos y por el que se deroga el Reglamento (CE) nº 1881/2006. BOE.

DuHadway, M. R., Sharp, C. R., Meyers, K. E., & Koenigshof, A. M. (2015). Retrospective evaluation of xylitol ingestion in dogs: 192 cases (2007-2012). Journal of veterinary emergency and critical care (San Antonio, Tex. : 2001), 25(5), 646–654. https://doi.org/10.1111/vec.12350. Pubmed.

E., H. C. (2002). Shape and size of teeth of dogs and cats-relevance to studies of plaque and calculus accumulation. Journal of veterinary dentistry, 19(4), 186–195. https://doi.org/10.1177/089875640201900401. Pubmed.

E., K. T. (1991). Philodendron-induced dermatitis: report of cases and review of the literature. Cutis, 48(5), 375–378. Pubmed.

E., S. C. (1978). Physiological implications of microbial digestion in the large intestine of mammals: relation to dietary factors. The American journal of clinical nutrition, 31(10 Suppl), S161–S168. https://doi.org/10.1093/ajcn/31.10.S161. Pubmed.

Eaton, S. A., & Sethi, J. K. (2019). Immunometabolic Links between Estrogen, Adipose Tissue and Female Reproductive Metabolism. Biology, 8(1), 8. https://doi.org/10.3390/biology8010008. Pubmed.

Ed. (2018). La investigación detecta y cuantifica toxinas presentes en la uva y el vino por UNICAMP, Brasil. opia.cl.

Ed. Universidad Autónoma de Barcelona. (2006). Exploración clínica de animales domésticos (caballo, vaca, perro y gato): prácticas de propedéutica clínica.

EFSA. (2015). EFSA explains the Safety of Bisphenol A. Scientific opinion on bisphenol A. EFSA.

EFSA Panel on Nutrition, N. F., Bohn, T., Castenmiller, J., de Henauw, S., Hirsch-Ernst, K. I., Knutsen, H. K., . . . Tsabouri. (2023). Scientific opinion on the tolerable upper intake level for vitamin B6. EFSA journal. European Food Safety Authority, 21(5), e08006. https://doi.org/10.2903/j.efsa.2023.8006. Pubmed.

Ekvall, M. T., Gimskog, I., Hua, J., Kelpsiene, E., Lundqvist, M., & Cedervall, T. (2022). Size fractionation of high-density polyethylene breakdown nanoplastics reveals different toxic response in Daphnia magna. Scientific reports, 12(1), 3109. https://doi.org/10.1038/s41598-022-06991-1. Pubmed.

Elgadir, M. A., & Mariod, A. A. (2022). Gelatin and Chitosan as Meat By-Products and Their Recent Applications. Foods (Basel, Switzerland), 12(1), 60. https://doi.org/10.3390/foods12010060. Pubmed.

Elices Mínguez, R. (2010). Atlas de nutrición y alimentación práctica en perros y gatos. Grupo Asís Biomedia.

Elices Mínguz, R. (2010). Atlas de nutrición y alimentación práctica en perros y gatos. Vol 1. . Servet.

Elmadfa, I., Muskat, E., & Fritzsche, D. (2011). Tabla de aditivos. Los números E. Hispano Europea.

Engel Manchado, J., & García Guasch, L. (2019). Manual del ATV. 2ª edición. Multimedia Ediciones Veterinarias.

Erich König, H., & Liebich, H.-G. (2005). Anatomía de los Animales Domésticos: Órganos, Sistema Circulatorio y Sistema Nervioso. Médica Panamericana.

Escudero Sánchez, Ó. A. (2010). Hidratación. Universidad de la Amazonia.

Eubig, P. A., Brady, M. S., Gwaltney-Brant, S. M., Khan, S. A., Mazzaferro, E. M., & Morrow, C. M. (2005). Acute renal failure in dogs after the ingestion of grapes or raisins: a retrospective evaluation of 43 dogs (1992-2002). Journal of veterinary internal medicine, 19(5), 663–674. https://doi.org/10.1111/j.1939-1676.2005.tb02744.x. Pubmed.

Euroinnova. (2022). Dietética y nutrición veterinaria.

Eyres, L. E. (2016). Coconut oil consumption and cardiovascular risk factors in humans. Nutrition reviews, 74(4), 267–280. https://doi.org/10.1093/nutrit/nuw002.

F. Burrows, C., S. Kronfeld, D., A. Banta, C., & M. Merritt, A. (1982). Effects of fiber on digestibility and transit time in dogs. Pubmed.

Fascetti, A. J. (2003). Taurine deficiency in dogs with dilated cardiomyopathy: 12 cases (1997-2001). Journal of the American Veterinary Medical Association, 223(8), 1137–1141. https://doi.org/10.2460/javma.2003.223.1137.

FDA. (2021). Import Alert 45-06. https://www.accessdata.fda.gov/cms_ia/importalert_119.html. FDA.

FDA. (2023). Sodium in Your Diet. https://www.fda.gov/food/nutrition-education-resources-materials/sodium-your-diet.

FDA. (2023). Sodium Reduction. https://www.fda.gov/food/food-labeling-nutrition/sodium-reduction.

Fernández Martín, F. J. (2021). ¿Por qué los perros son diferentes? Autografia.

Fernández Martín, F. J. (2021). Viajes taurómacos por España. Para taurinos y antitaurinos. Círculo Rojo.

Fernández Martín, F. J. (2022). ¿Por qué amamos a los perros? Círculo Rojo.

Fernández Martín, F. J. (2022). ¿Por qué amamos a los perros? Círculo Rojo.

Fernández Martín, F. J. (2022). ¿Puede un perro ser vegano? Revista Ladridos. Nº 62.

Fernández Martín, F. J. (2023). Acuariofilia como nunca la han contado. Puntotdidot.

Fernández Martín, F. J. (2023). La castración en perros y gatos. Contra el egoísmo humano. PuntoDidot.

Ferreira Alfaya, F. J. (2021). Desfinanciación de los condroprotectores: ¿una laguna terapéutica? Ars Pharm vol.62 no.3. https://scielo.isciii.es/scielo.php?script=sci_arttext&pid=S2340-98942021000300328.

Ferrer, A. (2003). Intoxicación por plaguicidas. https://scielo.isciii.es/scielo.php?script=sci_arttext&pid=S1137-66272003000200009.

FIELD, J. B., GRAF, L., & LINK, K. P. (1952). he effect of methylxanthines on the hypocoagulability induced by chloroform in the dog. Blood, 7(4), 445–453. Pubmed.

Fieten, H., Hooijer-Nouwens, B. D., Biourge, V. C., Leegwater, P. A., Watson, A. L., van den Ingh, T. S., & Rothuizen, J. (2012). Association of dietary copper and zinc levels with hepatic copper and zinc concentration in Labrador Retrievers. Journal of veterinary internal medicine, 26(6), 1274–1280. https://doi.org/10.1111/j.1939-1676.2012.01001.x. Pubmed.

Filella, M. (2020). Antimony and PET bottles: Checking facts. Chemosphere. Volume 261, December 2020, 127732. https://doi.org/10.1016/j.chemosphere.2020.127732. Pubmed.

Fitzgerald, A. H., Magnin, G., Pace, E., Bischoff, K., Pinn-Woodcock, T., Vin, R., . . . Coetzee, J. F. (2022). Marijuana toxicosis in 2 donkeys. Journal of veterinary diagnostic investigation : official publication of the American Association of Veterinary Laboratory Diagnosticians, Inc, 34(3), 539–542. https://doi.org/10.1177/10406387211064269. Pubmed.

Fitzgerald, K. T., Bronstein, A. C., & Newquist, K. L. (2013). Marijuana poisoning. Topics in companion animal medicine, 28(1), 8–12. https://doi.org/10.1053/j.tcam.2013.03.004. Pubmed.

Fitzgerald, P., & Dinan, T. G. (2008). Prolactin and dopamine: what is the connection? A review article. Journal of psychopharmacology (Oxford, England), 22(2 Suppl), 12–19. https://doi.org/10.1177/0269216307087148. Pubmed.

Fleeman, L. M., & Rand, J. S. (2001). Management of canine diabetes. The Veterinary clinics of North America. Small animal practice, 31(5), 855–vi. https://doi.org/10.1016/s0195-5616(01)50003-0. Pubmed.

Forner-Thubaud de, P., Blanchard, G., Escoffier-Chateau, L., Segond, S., Guetta, F., Begon, D., . . . Rosenberg, D. (2007). Unusual case of osteopenia associated with nutritional calcium and vitamin D deficiency in an adult dog. Pubmed.

Friedman, M., Tam, C. C., Cheng, L. W., & Land, K. M. (2020). Anti-trichomonad activities of different compounds from foods, marine products, and medicinal plants: a review. BMC complementary medicine and therapies, 20(1), 271. https://doi.org/10.1186/s12906-020-03061-9. Pubmed.

Fundación BBVA, (. (2007). Libro de la salud del Hospital Clínic de Barcelona y la Fundación BBVA. Elibro Catedra.

Fundación Española de Reumatología. (2024). Artrosis: qué es, síntomas, diagnóstico y tratamiento. https://inforeuma.com/enfermedades-reumaticas/artrosis/#:~:text=En%20la%20actualizada%20no%20existe,medidas%20f%C3%ADsicas%2C%20f%C3%A1rmacos%20y%20cirug%C3%ADa.

Furihata, C. I. (1996). Cytotoxicity of NaCl, a stomach tumor promoter, and prevention by rice extract in stomach mucosa of F344 rats. Cancer detection and prevention, 20(3), 193–198.

G. Dearmin, M., N. Trumble, T., García, A., N. Chambers, J., & C. Budsberg, S. (2014). Chondroprotective effects of zoledronic acid on articular cartilage in dogs with experimentally induced osteoarthritis. Pubmed.

G. Morris, J. (1985). Nutritional and metabolic responses to arginine deficiency in carnivores. Pubmed.

G., W. S. (2009). Probiotics in veterinary practice. Journal of the American Veterinary Medical Association, 234(5), 606–613. https://doi.org/10.2460/javma.234.5.606. Pubmed.

G., X. P. (2015). Diagnosis of pancreatitis in dogs and cats. The Journal of small animal practice, 56(1), 13–26. https://doi.org/10.1111/jsap.12274. Pubmed.

Gajda, M., Flickinger, E. A., Grieshop, C. M., Bauer, L. L., Merchen, N. R., & Fahey, G. C. (2005). Corn hybrid affects in vitro and in vivo measures of nutrient digestibility in dogs. Journal of animal science, 83(1), 160–171. https://doi.org/10.2527/2005.831160x.

Gallo, A. L. (2017). Oxytetracycline induces DNA damage and epigenetic changes: a possible risk for human and animal health? US National Library of Medicine. National Institutes of Health.

Gaviria Arango, J. (2016). Alimentación general y especializada para mascotas en una empresa productora de alimentos balanceados para animales. Corporación Universitaria Lasallista.

Gawor, J. P., Ziemann, D., & Nicolas, C. S. (2023). A water additive with pomegranate can reduce dental plaque and calculus accumulation in dogs. Frontiers in veterinary science, 10, 1241197. https://doi.org/10.3389/fvets.2023.1241197. Pubmed.

Gawor, J., & Jank, M. (2023). Ascophyllum nodosum as a nutrient supporting oral health in dogs and cats: a review. Polish journal of veterinary sciences, 26(3), 511–520. https://doi.org/10.24425/pjvs.2023.145053. Pubmed.

Gawor, J., Jodkowska, K., Klim, E., Jank, M., & Nicolas, C. S. (2021). Comparison of a Vegetable-Based Dental Chew to 2 Other Chews for Oral Health Prevention. Journal of veterinary dentistry, 38(3), 131–138. https://doi.org/10.1177/08987564211054225. Pubmed.

Gebeyew, K., Animut, G., Urge, M., & Feyera, T. (2015). The Effect of Feeding Dried Tomato Pomace and Concentrate Feed on Body Weight Change, Carcass Parameter and Economic Feasibility on Hararghe Highland Sheep, Eastern Ethiopia*. Journal of V Journal of Veterinary Science & eterinary Science & Technology.

Gersten, T., & Tango, D. (2020). Deficiencia de glucosa -6-fosfato deshidrogenasa. MedlinePlus.gov.

Gil Hernández, Á. (2010). Tratado de nutrición. Composición y calidad nutritiva de los alimentos. Tomo II.

Gioso, M. A., & Carvalho, V. G. (2005). Oral anatomy of the dog and cat in veterinary dentistry practice. The Veterinary clinics of North America. Small animal practice, 35(4), 763–v. https://doi.org/10.1016/j.cvsm.2004.10.003. Pubmed.

Giusti, G. V., & Moneta, E. (1973). Ein Fall von Abtreibung durch Petersilienabsud und Naphthalin [A case of abortion using parsley extract and naphthalene]. Archiv fur Kriminologie, 152(5), 161–164. Pubmed.

Gómez, N. v., & Feijoó, S. (2020). Clínica médica de animales pequeños II. EUDEBA.

Gómez, S. (2022). Hay una forma más saludable de cocinar la carne (y más sabrosa). https://www.alimente.elconfidencial.com/gastronomia-y-cocina/2022-01-15/metodos-saludables-cocinar-carne_1839554/#:~:text=Al%20oscilar%20la%20temperatura%20entre,y%20no%20se%20pierden%20nutrientes.

Gonçalves, G. A., Resende, N. S., Carvalho, E. E., Resende, J. V., & Vilas Boas, E. V. (2017). Effect of pasteurisation and freezing method on bioactive compounds and antioxidant activity of strawberry pulp. International journal of food sciences and nutrition, 68(6), 682–694. https://doi.org/10.1080/09637486.2017.1283681. Pubmed.

González Fernández, J. A. (1984). Teoría y práctica de la lucha contra la corrosión. CSIC.

Gonzalo Restrepo, J. (2017). Toxicología básica veterinaria: Aspectos claves (2a edición). Corporación para investigaciones Biológicas.

Google Patents. (2019). Actividad antimicrobiana, antibacteriana y que inhibe la germinación de esporas de compuestos extraídos de aguacate. https://patents.google.com/patent/ES2846675T3/es.

Gory, G., Rault, D. N., Gatel, L., Dally, C., Belli, P., Couturier, L., & Cauvin, E. (2014). Ultrasonographic characteristics of the abdominal esophagus and cardia in dogs. Veterinary radiology & ultrasound : the official journal of the American College of Veterinary Radiology and the International Veterinary Radiology Association, 55(5), 552–560. Pubmed.

Goufo, P. &. (2014). Rice antioxidants: phenolic acids, flavonoids, anthocyanins, proanthocyanidins, tocopherols, tocotrienols, γ-oryzanol, and phytic acid. Food science & nutrition, 2(2), 75–104. https://doi.org/10.1002/fsn3.86.

Grabowski, N. T., & Klein, G. (2017). Microbiology and foodborne pathogens in honey. Critical reviews in food science and nutrition, 57(9), 1852–1862. https://doi.org/10.1080/10408398.2015.1029041. Pubmed.

Graham, J., & Traylor, J. (2023). Cyanide Toxicity. In StatPearls. StatPearls Publishing. Pubmed.

Grasso, S., Estévez, M., Lorenzo, J. M., Pateiro, M., & Ponnampalam, E. N. (2024). The utilisation of agricultural by-products in processed meat products: Effects on physicochemical, nutritional and sensory quality - Invited Review. Meat science, 211, 109451. https://doi.org/10.1016/j.meatsci.2024.109451. Pubmed.

Grenda, T. G., Sieradzki, Z., Kwiatek, K., Pohorecka, K., Skubida, M., & Bober, A. (s.f.). Clostridium botulinum spores in Polish honey samples. Journal of veterinary science, 19(5), 635–642. https://doi.org/10.4142/jvs.2018.19.5.635. 2018.

Gul, S. S., Hamilton, A. R., Munoz, A. R., Phupitakphol, T., Liu, W., Hyoju, S. K., . . . Hodin, R. A. (2017). Inhibition of the gut enzyme intestinal alkaline phosphatase may explain how aspartame promotes glucose intolerance and obesity in mice. Applied physiology, nutrition, and metabolism = Physiologie appliquee, nutrition et metabolisme, 42(1), 77–83. https:/. Pubmed.

Guneser, O., & Karagul Yuceer, Y. (2012). Effect of ultraviolet light on water- and fat-soluble vitamins in cow and goat milk. Journal of dairy science, 95(11), 6230–6241. https://doi.org/10.3168/jds.2011-5300. Pubmed.

Gupta, R. C., Canerdy, T. D., Lindley, J., Konemann, M., Minniear, J., Carroll, B. A., . . . Bagchi, D. (2012). Comparative therapeutic efficacy and safety of type-II collagen (UC-II), glucosamine and chondroitin in arthritic dogs: pain evaluation by ground force plate. Journal of animal physiology and animal nutrition, 96(5), 770–777. . Pubmed. https://doi.org/10.1111/j.1439-0396.2011.01166.x.

Gutiérrez Vázquez, C. (2020). Dietas Barf y Cocidas para Tu Perro: Todo lo Que Debes de Saber para Dar Dietas Caseras a Tu Perro. Aprende a Hacer Dietas Cocidas y Crudas para Tu Perro. Independently Published.

Guzmán-Rodríguez, L. F., Cortés-Cruz, M. A., Rodríguez-Carpena, J. G., Coria-Ávalos, V. M., & Muñoz-Flores, H. G. (2020). Perfil bioquímico de tejido foliar de aguacate (Persea americana Mill) y su relación con la sensibilidad al ataque de muérdago (Familia Loranthaceae). Scielo.

Habu, S., Matsushima, Y., Ishikawa, H., Sha, S., & Okamoto, E. (2000). Diurnal motor activities of the esophagus in conscious dogs. Digestive diseases and sciences, 45(7), 1267–1273. https://doi.org/10.1023/a:1005531331254. Pubmed.

Hananeh, W. M., Al Rukibat, R., Jaradat, S., & Borhan Al-Zghoul, M. (2021). Exposure assessment of bisphenol A by drinking coffee from plastic cups. Roczniki Panstwowego Zakladu Higieny, 72(1), 49–53. https://doi.org/10.32394/rpzh.2021.0146. Pubmed.

Hanawa, Y., Higashiyama, M., Kurihara, C., Tanemoto, R., Ito, S., Mizoguchi, A., . . . Hokari, R. (2021). Acesulfame potassium induces dysbiosis and intestinal injury with enhanced lymphocyte migration to intestinal mucosa. Journal of gastroenterology and hepatology, 36(11), 3140–3148. https://doi.org/10.1111/jgh.15654. Pubmed.

Hansen, L. A., Natelson, B. H., Lemere, C., Niemann, W., De Teresa, R., Regan, T. J., . . . Terry, R. D. (1991). Alcohol-induced brain changes in dogs. Archives of neurology, 48(9), 939–942. https://doi.org/10.1001/archneur.1991.00530210065025. Pubmed.

Harper, E. J., Stack, D. M., Watson, T. D., & Moxham, G. (2001). Effects of feeding regimens on bodyweight, composition and condition score in cats following ovariohysterectomy. The Journal of small animal practice, 42(9), 433–438. https://doi.org/10.1111/j.1748-5827.2001.tb02496.x.

Hartenstein, V., & Martinez, P. (2019). Structure, development and evolution of the digestive system. Cell and tissue research, 377(3), 289–292. https://doi.org/10.1007/s00441-019-03102-x. Pubmed.

Harvey, C. E., Shofer, F. S., & Laster, L. (1996). Correlation of diet, other chewing activities and periodontal disease in North American client-owned dogs. Journal of veterinary dentistry, 13(3), 101–105. Pubmed.

Harvey, C., Serfilippi, L., & Barnvos, D. (2015). Effect of Frequency of Brushing Teeth on Plaque and Calculus Accumulation, and Gingivitis in Dogs. Journal of veterinary dentistry, 32(1), 16–21. https://doi.org/10.1177/089875641503200102. Pubmed.

Hellgren, J., Staaf Hästö, L., Wikström, C., Fernström, L.-L., & Hansson, I. (2018). Occurence of Salmonella, Campylobacter, CLostridium and Enterobacteriaceae in raw meat-based diets for dogs. The Veterinary record .

Hemdan, B. A., El-Taweel, G. E., Goswami, P., Pant, D., & Sevda, S. (2021). The role of biofilm in the development and dissemination of ubiquitous pathogens in drinking water distribution systems: an overview of surveillance, outbreaks, and prevention. World journal of microbiology & biotechnology, 37(2), 36. . Pubmed. https://doi.org/10.1007/s11274-021-03008-3.

Hendriks, W. H., van Baal, J., & Bosch, G. (2012). Ileal and faecal protein digestibility measurement in humans and other non-ruminants - a comparative species view. The British journal of nutrition, 108 Suppl 2, S247–S257. https://doi.org/10.1017/S0007114512002395. Pubmed.

Hermo, G., Gerez, P. G., Dragonetti, A. M., & Gobello, C. (2009). Effect of short-term restricted food intake on canine pseudopregnancy. Reproduction in domestic animals = Zuchthygiene, 44(4), 631–633. https://doi.org/10.1111/j.1439-0531.2007.01034.x. Pubmed.

Hernández Rodríguez, M., & Sastre Gallego, A. (1999). Tratado de Nutrición. Díaz de Santos SA.

Hickey, L. T., N Hafeez, A., Robinson, H., Jackson, S. A., Leal-Bertioli, S., Tester, M., . . . Wulff, B. (2019). Breeding crops to feed 10 billion. Nature biotechnology, 37(7), 744–754. https://doi.org/10.1038/s41587-019-0152-9. Pubmed.

Hirt, N., & Body-Malapel, M. (2020). Immunotoxicity and intestinal effects of nano- and microplastics: a review of the literature. Particle and fibre toxicology, 17(1), 57. https://doi.org/10.1186/s12989-020-00387-7. Pubmed.

Hoey, S., Drees, R., & Hetzel, S. (2013). Evaluation of the gastrointestinal tract in dogs using computed tomography. Veterinary radiology & ultrasound : the official journal of the American College of Veterinary Radiology and the International Veterinary Radiology Association, 54(1), 25–30. http. Pubmed.

Hoffmann, K., Hermanns-Clausen, M., Buhl, C., Büchler, M. W., Schemmer, P., Mebs, D., & Kauferstein, S. (2008). A case of palytoxin poisoning due to contact with zoanthid corals through a skin injury. Toxicon : official journal of the International Society on Toxinology, 51(8), 1535–1537. https://doi.org/10.1016/j.toxicon.2008.03.009. Pubmed.

Holden, R., & Brennan, M. (2022). Do non-rawhide dental chews prevent dental calculus build-up in dogs?. The Veterinary record, 191(5), e2210. https://doi.org/10.1002/vetr.2210. Pubmed.

Hong, H. R., Oh, Y. I., K. Y., & Seo, K. W. (2019). Salivary alpha-amylase as a stress biomarker in diseased dogs. Journal of veterinary science, 20(5), e46. https://doi.org/10.4142/jvs.2019.20.e46. NCBI.

Hooda, S., G. Ferreira, L., A. Latour, M., L. Bauer, L., C. Fahey Jr, G., & S. Swanson, K. (2012). In vitro digestibility of expanded pork skin and rawhide chews, and digestion and metabolic characteristics of expanded pork skin chews in healthy adult dogs. JOurnal of Animal Science.

Hoover, D. M., & Carlton, W. W. (1981). The subacute neurotoxicity of excess pyridoxine HCl and clioquinol (5-chloro-7-iodo-8-hydroxyquinoline) in beagle dogs. I. Clinical disease. Veterinary pathology, 18(6), 745–756. https://doi.org/10.1177/030098588101800605. Pubmed.

How, Z. T., Kristiana, I., Busetti, F., Linge, K. L., & Joll, C. A. (2017). Organic chloramines in chlorine-based disinfected water systems: A critical review. Journal of environmental sciences (China), 58, 2–18. https://doi.org/10.1016/j.jes.2017.05.025. Pubmed.

Humel, F. (1972). Cómo adiestras perros de guarda y defensa. de Vecchi.

Hutchinson, D., M. Freeman, L., McCarthy, R., Anastasio, J., & P. Shaw, S. S.-S. (2012). Seizures and severe nutrient deficiencies in a puppy fed a homemade diet. Pubmed.

IARC Working Group on the Evaluation of Carcinogenic Risks to Humans. (2018). Red Meat and Processed Meat. International Agency for Research on Cancer. Pubmed.

Instituto Nacional de Cáncer. (Consultado 2023). Laetrilo (amigdalina) (PDQ®)–Versión para pacientes. https://www.

cancer.gov/espanol/cancer/tratamiento/mca/paciente/laetrilo-pdq#_20.

ISED. (2019). Nutrición y Dietética Veterinaria. ISED.

Ito, H., Kikuzaki, H., & Ueno, H. (2019). Effects of Cooking Methods on Free Amino Acid Contents in Vegetables. Journal of nutritional science and vitaminology, 65(3), 264–271. https://doi.org/10.3177/jnsv.65.264. Pubmed.

J., D. D. (2004). Canine atopic dermatitis: new targets, new therapies. The Journal of nutrition, 134(8 Suppl), 2056S–2061S. https://doi.org/10.1093/jn/134.8.2056S. Pubmed.

J., D. M. (2007). Immune system development in the dog and cat. Journal of comparative pathology, 137 Suppl 1, S10–S15. https://doi.org/10.1016/j.jcpa.2007.04.005. Pubmed.

J., G. A. (2006). The growing problem of obesity in dogs and cats. The Journal of nutrition, 136(7 Suppl), 1940S–1946S. https://doi.org/10.1093/jn/136.7.1940S. Pubmed.

J., P. V. (2021). Nutritional Management for Dogs and Cats with Chronic Kidney Disease. The Veterinary clinics of North America. Small animal practice, 51(3), 685–710. https://doi.org/10.1016/j.cvsm.2021.01.007. Pubmed.

J., W. K. (1990). Problems in diabetes mellitus management. Insulin resistance. Problems in veterinary medicine, 2(4), 591–601. Pubmed.

Jenkins, S. A., Birch, S. J., & Atkinson, P. E. (1980). The effects of vitamin E-deficiency on serum prolactin and serum luteinising hormone levels in the pregnant rat. Experientia, 36(2), 260–262. https://doi.org/10.1007/BF01953770. Pubmed.

Jensen, K. B., & Chan, D. L. (2014). Nutritional management of acute pancreatitis in dogs and cats. Journal of veterinary emergency and critical care (San Antonio, Tex. : 2001), 24(3), 240–250. https://doi.org/10.1111/vec.12180. Pubmed.

Jin, H., Ma, T., Sha, X., Liu, Z., Zhou, Y., Meng, X., . . . Ding, J. (2021). Polystyrene microplastics induced male reproductive toxicity in mice. Journal of hazardous materials, 401, 123430. https://doi.org/10.1016/j.jhazmat.2020.123430. Pubmed.

John, W. H., & JJ, K. (1976). Metabolismo de la glucosa en eritrocitos de mamíferos. https://onlinelibrary.wiley.com/doi/10.1002/jcp.1040890205.

K. Mack, J., & Kienzle, E. (2016). Fehlversorgungen in „BARF"-Futterplänen für einen Wurf Berner-Sennenhund-Welpen. Schattauer GmbH.

K., A. (2015). Diagnosis of Small Intestinal Disorders in Dogs and Cats. Clinics in laboratory medicine, 35(3), 521–534. https://doi.org/10.1016/j.cll.2015.05.003. Pubmed.

Kador, P. F., Takahashi, Y., Sato, S., & Wyman, M. (1994). Amelioration of diabetes-like retinal changes in galactose-fed dogs. Preventive medicine, 23(5), 717–721. https://doi.org/10.1006/pmed.1994.1122. Pubmed.

Kang, J., Oh, D., Choi, J., Kim, K., Yoon, J., & Choi, M. (2020). Evaluation of a dual-purpose contrast medium for radiography and ultrasonography of the small intestine in dogs. American journal of veterinary research, 81(12), 950–957. https://doi.org/10.2460/ajvr.81.12.950. pUBMED.

Kang, M.-H., & Park, H.-M. (2009). Hypertension after ingestion of baked garlic (Allium sativum) in a dog. Pubmed.

Kather, S., Grützner, N., Kook, P. H., Dengler, F., & Heilmann, R. M. (2020). Review of cobalamin status and disorders of cobalamin metabolism in dogs. Journal of veterinary internal medicine, 34(1), 13–28. https://doi.org/10.1111/jvim.15638. Pubmed.

Kawauchi, I. M., Jeremias, J. T., Takeara, P., de Souza, D. F., Balieiro, J. C., Pfrimer, K., . . . Pontieri, C. F. (2017). Effect of dietary protein intake on the body composition and metabolic parameters of neutered dogs. Journal of nutritional science, 6, e40. https://doi.org/10.1017/jns.2017.41. Pubmed.

Kempker, K., Güssow, A., M. Cook, A., Rick, M., & Neiger, R. (2017). Alimentäre Thyreotoxikose bei zwei Hunden. www.thieme-connect.de.

Kennedy, S. A., Stoll, L. E., & & Lauder, A. S. (2015). Human and other mammalian bite injuries of the hand: evaluation and management. The Journal of the American Academy of Orthopaedic Surgeons, 23(1), 47–57. https://doi.org/10.5435/JAAOS-23-01-47. Pubmed.

Khaw, K. T. (2018). Randomised trial of coconut oil, olive oil or butter on blood lipids and other cardiovascular risk factors in healthy men and women. BMJ open, 8(3), e020167. https://doi.org/10.1136/bmjopen-2017-020167.

Kienzle, E., Dobenecker, B., & Eber, S. (2001). Effect of cellulose on the digestibility of high starch versus high fat diets in dogs. Journal of animal physiology and animal nutrition, 85(5-6), 174–185. https://doi.org/10.1046/j.1439-0396.2001.00315.x. Pubmed.

Kim, D., Park, J., Kim, Y. M., & Tchah, H. (2017). Acute intoxication due to Wisteria floribunda seed in seven young children. Pediatrics international : official journal of the Japan Pediatric Society, 59(5), 600–603. https://doi.org/10.1111/ped.13218. Pubmed.

Kim, H. W., Oh, Y. I., Choi, J. H., Kim, D. Y., & Youn, H. Y. (2014). Use of laparoscopy for diagnosing experimentally induced acute pancreatitis in dogs. Journal of veterinary science, 15(4), 551–556. https://doi.org/10.4142/jvs.2014.15.4.551. Pubmed.

Klein-Schwartz, W., & Litovitz, T. (1985). Azalea toxicity: an overrated problem?. Journal of toxicology. Clinical toxicology, 23(2-3), 91–101. https://doi.org/10.3109/15563658508990620. Pubmed.

Kok, C. R., & Hutkins, R. (2018). Yogurt and other fermented foods as sources of health-promoting bacteria. Nutrition reviews, 76(Suppl 1), 4–15. https://doi.org/10.1093/nutrit/nuy056. Pubmed.

Koppel, K. M. (2015). The Effects of Fiber Inclusion on Pet Food Sensory Characteristics and Palatability. US National Library of Medicine. National Institutes of Health.

Koppel, K., Gibson, M., Alavi, S., & Aldrich, G. (2014). The Effects of Cooking Process and Meat Inclusion on Pet Food Flavor and Texture Characteristics. Animals : an open access journal from MDPI, 4(2), 254–271. https://doi.org/10.3390/ani4020254. Pubmed.

Kotsiris, D., Adamou, K., & Kallidonis, P. (2018). Diet and stone formation: a brief review of the literature. Current opinion in urology, 28(5), 408–413. https://doi.org/10.1097/MOU.0000000000000521. Pubmed.

Kovalkovičová, N., Šutiaková, I., Pistl, J., & Šutiak, V. (2009). Some food toxic for pets. US National Library of Medicine. National Institutes of Health.

Kovalkovičová, N., Šutiaková, I., Pistl, J., & Šutiak, V. (2009). Some food toxic for pets. Interdisciplinary Toxicology,2(3) 169-176. https://doi.org/10.2478/v10102-009-0012-4. sciendo.com.

Kowalewski, K., Pachkowski, T., & Secord, D. C. (1977). Gastric mucinous secretion under various conditions of stimulation in hypothyroid dogs. Pharmacology, 15(4), 348–358. https://doi.org/10.1159/000136710. Pubmed.

Kravets, M., Cedeño-Pinos, C., Abea, A., Guàrdia, M. D., Muñoz, I., & Bañón, S. (2023). Validation of Pasteurisation Temperatures for a Tomato-Oil Homogenate (salmorejo) Processed by Radiofrequency or Conventional Continuous Heating. Foods (Basel, Switzerland), 12(15), 2837. https://doi.org/10.3390/foods12152837. Pubmed.

Kumar, K., Gambhir, G., Dass, A., Tripathi, A. K., Singh, A., Jha, A. K., . . . Rakshit, S. (2020). Genetically modified crops: current status and future prospects. Planta, 251(4), 91. https://doi.org/10.1007/s00425-020-03372-8. Pubmed.

Kurilshikov, A., Medina-Gomez, C., Bacigalupe, R., Radjabzadeh, D., Wang, J., Demirkan, A., . . . Moon, J. Y. (2021). Large-scale association analyses identify host factors influencing human gut microbiome composition. Nature genetics, 53(2), 156–165. https://doi.org/10.1038/s41588-020-00763-1. Pubmed.

L, V. W., & G. G., C. (2003). Alcohol poisoning in dogs. Tijdschrift Voor Diergeneeskunde, 01 May 2003, 128(9):284-285. https://europepmc.org/.

L. MacDonalds, M., R. Rogers, Q., & G. Morris, J. (1984). Nutrition of the domestic cat, a mammalian carnivore. Pubmed.

L. Pendleton, A., Shen, F., M. Taravella, A., Emery, S., R. Veeramah, K., R. Boyko, A., & M. Kidd, J. (2018). Comparison of village dog and wolf genomes highlights the role of the neural crest in dog domestication. Pubmed.

L., E. D. (2007). Anatomy and clinical examination of the tongue in the dog. Journal of veterinary dentistry, 24(4), 271–273. https://doi.org/10.1177/089875640702400413. Pubmed.

L., E. D. (2007). Oral soft tissue anatomy in the dog and cat. Journal of veterinary dentistry, 24(2), 126–129. https://doi.org/10.1177/089875640702400212. Pubmed.

L., I. S. (1995). Nutritional therapy for diabetes mellitus. The Veterinary clinics of North America. Small animal practice, 25(3), 585–597. https://doi.org/10.1016/s0195-5616(95)50055-5. Pubmed.

L., U. S. (1994). Surgical stapling of the small intestine. The Veterinary clinics of North America. Small animal practice, 24(2), 305–322. https://doi.org/10.1016/s0195-5616(94)50154-2. Pubmed.

L., Z. D. (2010). Obesity in dogs and cats: a metabolic and endocrine disorder. The Veterinary clinics of North America. Small animal practice, 40(2), 221–239. https://doi.org/10.1016/j.cvsm.2009.10.009. Pubmed.

La Española. (2023). ¿Cómo se obtiene el Aceite de Oliva Virgen Extra? https://www.laespanolaaceites.com/aceite-de-oliva/como-se-obtiene-aceite-oliva-virgen-extra/.

Lahtinen, M., Clinnick, D., Mannermaa, K., Sakari Salonen, J., & Viranta, S. (2021). Excess protein enabled dog domestication during severe Ice Age winters. US National Library of Medicine. National Institudes of Health.

Lamoureux, A., Pouzot-Nevoret, C., & Escriou, C. (2015). A case of type B botulism in a pregnant bitch. The Journal of small animal practice, 56(5), 348–350. https://doi.org/10.1111/jsap.12290. Pubmed.

Lee, S. H., Kim, H. W., & Park, H. J. (2022). Plaque removal effectiveness of 3D printed dental hygiene chews with various infill structures through artificial dog teeth. Heliyon, 8(3), e09096. https://doi.org/10.1016/j.heliyon.2022.e09096. Pubmed.

Lenox, C., & F. Lunn, K. (2010). Effects of glucosamine–chondroitin sulfate supplementation on serum fructosamine concentration in healthy dogs. DOI: https://doi.org/10.2460/javma.236.2.183. avmajournals.avma.org.

Li, B., Ding, Y., Cheng, X., Sheng, D., Xu, Z., Rong, Q., . . . Zhang, Y. (2020). Polyethylene microplastics affect the distribution of gut microbiota and inflammation development in mice. Chemosphere, 244, 125492. https://doi.org/10.1016/j.chemosphere.2019.125492. Pubmed.

Li, K. L., Wang, B. Z., Li, Z. P., Li, Y. L., & Liang, J. J. (2019). Alterations of intestinal flora and the effects of probiotics in children with recurrent respiratory tract infection. World journal of pediatrics : WJP, 15(3), 255–261. https://doi.org/10.1007/s12519-019-00248-0. Pubmed.

Li, X., Tu, M., Yang, B., Zhang, Q., Li, H., & Ma, W. (2023). Chlorantraniliprole in foods: Determination, dissipation and decontamination. Food chemistry, 406, 135030. https://doi.org/10.1016/j.foodchem.2022.135030. https://pubmed.ncbi.nlm.nih.gov/36446283/.

Lin, W. T., Chen, C. Y., Lee, C. C., Chen, C. C., & Lo, S. C. (2021). Air Phthalate Emitted from Flooring Building Material by the Micro-Chamber Method: Two-Stage Emission Evaluation and Comparison. Toxics, 9(9), 216. https://doi.org/10.3390/toxics9090216. Pubmed.

Liu, J. C., Kao, P. K., Chan, P., Hsu, Y. H., Hou, C. C., Lien, G. S., . . . & Cheng, J. T. (2003). Mechanism of the antihypertensive effect of stevioside in anesthetized dogs. Pharmacology, 67(1), 14–20. https://doi.org/10.1159/000066782. Pubmed.

Liu, R., Xing, L., Fu, Q., Zhou, G. H., & Zhang, W. G. (2016). A Review of Antioxidant Peptides Derived from Meat Muscle and By-Products. Antioxidants (Basel, Switzerland), 5(3), 32. https://doi.org/10.3390/antiox5030032. Pubmed.

Liu, Y. Y. (2020). The role of MUC2 mucin in intestinal homeostasis and the impact of dietary components on MUC2 expression. International journal of biological macromolecules, 164, 884–891. https://doi.org/10.1016/j.ijbiomac.2020.07.191.

Lopes, P., Sobral, M. M., Lopes, G. R., Martins, Z. E., Passos, C. P., Petronilho, S., & Ferreira, I. M. (2023). Mycotoxins' Prevalence in Food Industry By-Products: A Systematic Review. Toxins, 15(4), 249. https://doi.org/10.3390/toxins15040249. Pubmed.

López-Oliva, M. E., Agis-Torres, A., Goñi, I., & Muñoz-Martínez, E. (2010). Grape antioxidant dietary fibre reduced apoptosis and induced a pro-reducing shift in the glutathione redox state of the rat proximal colonic mucosa. The British journal of nutrition, 103(8), 1110–1117. https://doi.org/10.1017/S0007114509992996. Pubmed.

Lulich, J. P., Berent, A. C., Adams, L. G., Westropp, J. L., Bartges, J. W., & Osborne, C. A. (2016). ACVIM Small Animal Consensus Recommendations on the Treatment and Prevention of Uroliths in Dogs and Cats. Journal of veterinary internal medicine, 30(5), 1564–1574. https://doi.org/10.1111/jvim.14559. Pubmed.

M. Aboelhadid, S., A. Kamel, A., M. Arafa, W., & A. Shokier, K. (2013). Effect of Allium sativum and Allium cepa oils on different stages of Boophilus annulatus. Pubmed.

M. Braunstein, E. (2020). Defectos de la vía glucolítica. . msdmanuals.com.

M. Mazzaferro, E. (2004). Acute renal failure associated with raisin or grape ingestion in 4 dogs. https://doi.org/10.1111/j.1534-6935.2004.00114.x. Onlinelibrary.wiley.com.

M. S., M. (1999). Effects of chronic administration of Stevia rebaudiana on fertility in rats. Journal of ethnopharmacology, 67(2), 157–161. https://doi.org/10.1016/s0378-8741(99)00081-1. Pubmed.

M., C. I. (1998). Liver-protective activities of aucubin derived from traditional oriental medicine. Research communications in molecular pathology and pharmacology, 102(2), 189–204. Pubmed.

M., K. (1994). Surgical stapling of large intestines. The Veterinary clinics of North America. Small animal practice, 24(2), 323–333. https://doi.org/10.1016/s0195-5616(94)50155-4. Pubmed.

Macri, A. M., Pop, I., Simeanu, D., Toma, D., Sandu, I., Pavel, L. L., & Mintas, O. S. (2020). The Occurrence of Aflatoxins in Nuts and Dry Nuts Packed in Four Different Plastic Packaging from the Romanian Market. Microorganisms, 9(1), 61. https://doi.org/10.3390/microorganisms9010061. Pubmed.

Maher, T. J., & Wurtman, R. J. (1987). Possible neurologic effects of aspartame, a widely used food additive. Environmental health perspectives, 75, 53–57. https://doi.org/10.1289/ehp.877553. Pubmed.

Maikanov, B., Mustafina, R., Auteleyeva, L., Wiśniewski, J., Anusz, K., Grenda, T., . . . Grabczak, M. (2019). Clostridium botulinum and Clostridium perfringens Occurrence in Kazakh Honey Samples. Toxins, 11(8), 472. https://doi.org/10.3390/toxins11080472. Pubmed.

Maki, K. C. (2018). Corn Oil Lowers Plasma Cholesterol Compared with Coconut Oil in Adults with Above-Desirable Levels of Cholesterol in a Randomized Crossover Trial. The Journal of nutrition, 148(10), 1556–1563. https://doi.org/10.1093/jn/nxy156.

Manfredi, S. D. (2018). Effect of a commercially available fish-based dog food enriched with nutraceuticals on hip and elbow dysplasia in growing Labrador retrievers. US National Library of Medicine. National Institutes of Health.

Mangieri, J. (. (2011). Nutrición en caninos y felinos. 3ª ed. .

Mangieri, J. (. (2012). Nutrición en caninos y felinos. 1ª ed. . Missouri: Edi¬to¬rial In¬ter-Mé¬di¬ca.

Manhart, I. O., DeClementi, C., & Guenther, C. L. (2013). Mountain laurel toxicosis in a dog. Journal of veterinary emergency and critical care (San Antonio, Tex. : 2001), 23(1), 77–81. https://doi.org/10.1111/vec.12009. Pubmed.

Mansfield, C., & Beths, T. (2015). Management of acute pancreatitis in dogs: a critical appraisal with focus on feeding and analgesia. The Journal of small animal practice, 56(1), 27–39. https://doi.org/10.1111/jsap.12296. Pubmed.

Marco Campos, S., Sequí Canet, J. M., Revert Gomar, M., & Angelats Romero, C. M. (2022). Problemas diagnósticos de la intoxicación por cianuro derivada de la ingesta de almendras amargas. Vol 24, Nº 94, Nota clínica. Pediatría Atención Primaria. https://pap.es/articulo/13644/problemas-diagnosticos-de-la-intoxicacion-por-cianuro-derivada-de-la-ingesta-de-almendras-amargas.

Marmor, M., Willeberg, P., Glickman, T., L., . . . I., A. (1982). Epizootiologic patterns of diabetes mellitus in dogs. American journal of veterinary research, 43(3), 465–470. Pubmed.

MARS Petcare. (2023). La ciencia detrás de nuestros productos de higiene oral. MARS Petcare/Waltham.

Martí Angulo, S., García López, N., & Díaz Ramos, A. (2014). Eficacia de un complemento oral de hialuronato y colágeno como tratamiento preventivo de la displasia de codo. https://vetsci.org/DOIx.php?id=10.4142/jvs.2014.15.4.569.

Martínez, E. (2021). Enfermedades infecciosas graves y su manejo hospitalario. www.cuasveterinaria.es.

Masuda, K., Sato, A., Tanaka, A., & Kumagai, A. (2020). Hydrolyzed diets may stimulate food-reactive lymphocytes in dogs. The Journal of veterinary medical science, 82(2), 177–183. https://doi.org/10.1292/jvms.19-0222. Pubmed.

Mauvais-Jarvis, F., Clegg, D. J., & Hevener, A. L. (2013). The role of estrogens in control of energy balance and glucose homeostasis. Endocrine reviews, 34(3), 309–338. https://doi.org/10.1210/er.2012-1055. Pubmed.

McCarthy, G., O'Donovan, J., Jones, B., McAllister, H., Seed, M., & Mooney, C. (2007). Randomised double-blind, positive-controlled trial to assess the efficacy of glucosamine/chondroitin sulfate for the treatment of dogs with osteoarthritis. Veterinary journal (London, England : 1997), 174(1), 54–61. . Pubmed. https://doi.org/10.1016/j.tvjl.2006.02.015.

McCauley, S. R. (2020). Review of canine dilated cardiomyopathy in the wake of diet-associated concerns. Journal of animal science, 98(6), skaa155. https://doi.org/10.1093/jas/skaa155.

McIntire, M. S., Guest, J. R., & Porterfield, J. F. (1990). Philodendron--an infant death. Journal of toxicology. Clinical toxicology, 28(2), 177–183. https://doi.org/10.3109/15563659008993490. Pubmed.

Meldrum, O. W., & Chotirmall, S. H. (2021). Mucus, Microbiomes and Pulmonary Disease. Biomedicines, 9(6), 675. https://doi.org/10.3390/biomedicines9060675. Pubmed.

Meyer, C., Thiel, S., Ullrich, U., & Stolle, A. (2010). Salmonella in raw meat and by-products from pork and beef. Journal of food protection, 73(10), 1780–1784. https://doi.org/10.4315/0362-028x-73.10.1780. Pubmed.

Miller, G. E., & Cornish, H. H. (1984). Comparative theobromine metabolism in five mammalian species. Pubmed.

Miyabayashi, T., & P. Morgan, J. (1984). GASTRIC EMPTYING IN THE NORMAL DOG A Contrast Radiographic Technique. onlinelibrary.wiley.com.

Molera Solà, P. (1990). Metales resistentes a la corrosion. Marcombo.

Montpetit, V. J., Clapin, D. F., Tryphonas, L., & Dancea, S. (1988). Alteration of neuronal cytoskeletal organization in dorsal root ganglia associated with pyridoxine neurotoxicity. Acta neuropathologica, 76(1), 71–81. https://doi.org/10.1007/BF00687682. Pubmed.

Mora Brautigan, I. (1972). Nutrición Animal. EUNED.

Morral, F. R., & Molera, P. (1985). Metalurgia general. II, Volumen 2. Reverte.

Mrvos, R., Dean, B. S., & Krenzelok, E. P. (1991). Philodendron/dieffenbachia ingestions: are they a problem?. Journal of toxicology. Clinical toxicology, 29(4), 485–491. https://doi.org/10.3109/15563659109025745. Pubmed.

Muir, H. E., Murray, S. M., Fahey, G. C., Jr, M. N., & Reinhart, G. A. (1996). Nutrient digestion by ileal cannulated dogs as affected by dietary fibers with various fermentation characteristics. Journal of animal science, 74(7), 1641–1648. https://doi.org/10.2527/1996.7471641x. Pubmed.

Mukhopadhyay, M., Jalal, M., Vignesh, G., Ziauddin, M., Sampath, S., Bharat, G. K., . . . Chakraborty, P. (2022). Migration of Plasticizers from Polyethylene Terephthalate and Low-Density Polyethylene Casing into Bottled Water: A Case Study From India. Bulletin of environmental contamination and toxicology, 10.1007/s00128-022-03474-x. . Pubmed.

Murai, A. K. (2018). Ingestion of paddy rice increases intestinal mucin secretion and goblet cell number and prevents dextran sodium sulfate-induced intestinal barrier defect in chickens. Poultry science, 97(10), 3577–3586. https://doi.org/10.3382/ps/pey202.

Murphy, J. (2015). Responsible sales, service and marketing of alcohol: for the rourim, hospitaly and retail industries. Goodfellow Publishers Ltd.

Murray, S. M., Fahey, G. C., Jr, M. N., Sunvold, G. D., & Reinhart, G. A. (1999). Evaluation of selected high-starch flours as ingredients in canine diets. Journal of animal science, 77(8), 2180–2186. https://doi.org/10.2527/1999.7782180x. Pubmed.

Murray, S. M., Patil, A. R., Fahey, G. C., Jr, M. N., & Hughes, D. M. (1997). Raw and rendered animal by-products as ingredients in dog diets. Journal of animal science, 75(9), 2497–2505. Pubmed.

Musco, N., Vassalotti, G., Mastellone, V., Cortese, L., Della Rocca, G., Molinari, M. L., . . . Lombardi, P. (2019). Effects of a nutritional supplement in dogs affected by osteoarthritis. Veterinary medicine and science, 5(3), 325–335. https://doi.org/10.1002/vms3.182. Pubmed.

Nagatsuka, H., Hayashi, N., Sato, M., & Goto, K. (2020). The Effects Of 28 Days Of Carnosine Supplementation On Exercise-induced Muscle. DOI: 10.1249/01.mss.0000683560.40084.f6. https://journals.lww.com/.

Nakaichi, M., Iseri, T., Horikirizono, H., Komine, M., Itoh, H., Sunahara, H., . . . Tani, K. (2021). Copper-associated hepatitis in a young Dalmatian dog in Japan. The Journal of veterinary medical science, 83(6), 911–915. https://doi.org/10.1292/jvms.21-0061. Pubmed.

National Research Council of the National Academies. (2006). Nutrient Requirements of Dogs and Cats. www.nap.edu.

Navarro, G., Allard, C., Xu, W., & Mauvais-Jarvis, F. (2015). The role of androgens in metabolism, obesity, and diabetes in males and females. Obesity (Silver Spring, Md.), 23(4), 713–719. https://doi.org/10.1002/oby.21033. Pubmed.

Nchu, F., R. Magano, S., & N. Eloff, J. (2016). Repellent activities of dichloromethane extract of Allium sativum (garlic) (Li-

liaceae) against Hyalomma rufipes (Acari). US National Library of Medicine. National Institutes of Health.

Nebl, J., Schuchardt, J. P., Ströhle, A., Wasserfurth, P., Haufe, S., Eigendorf, J., . . . Hahn, A. (2019). Micronutrient Status of Recreational Runners with Vegetarian or Non-Vegetarian Dietary Patterns. Nutrients, 11(5), 1146. https://doi.org/10.3390/nu11051146. Pubmed.

Nevas, M., Lindström, M., Hörman, A., Keto-Timonen, R., & Korkeala, H. (2006). Contamination routes of Clostridium botulinum in the honey production environment. Environmental microbiology, 8(6), 1085–1094. https://doi.org/10.1111/j.1462-2920.2006.001000.x. Pubmed.

Ng, W. Y., Hung, L. Y., Lam, Y. H., Chan, S. S., Pang, K. S., Chong, Y. K., . . . Mak, T. W. (2019). Poisoning by toxic plants in Hong Kong: a 15-year review. Hong Kong medical journal = Xianggang yi xue za zhi, 25(2), 102–112. https://doi.org/10.12809/hkmj187745. Pubmed.

Nicolia, A., Manzo, A., Veronesi, F., & Rosellini, D. (2014). An overview of the last 10 years of genetically engineered crop safety research. Critical reviews in biotechnology, 34(1), 77–88. https://doi.org/10.3109/07388551.2013.823595. Pubmed.

Nicolia, A., Proux-Wéra, E., Åhman, I., Onkokesung, N., Andersson, M., Andreasson, E., & Zhu, L. H. (2015). Targeted gene mutation in tetraploid potato through transient TALEN expression in protoplasts. Journal of biotechnology, 204, 17–24. https://doi.org/10.1016/j.jbiotec.2015.03.021. Pubmed.

Nilsson, O. (2015). Hygiene quality and presence of ESBL-producing Escherichia coli in raw food diets for dogs. US National Library of Medicine. National Institutes of Health.

Nolte Kennedy, M. (2022). Edulcorantes. Sustituos del azúcar. https://dtc.ucsf.edu/pdfs-spanish/Sweeteners_04.30.10_ES.pdf. UCSF. University of California.

Norman, G., Christie, J., Liu, Z., Westby, M. J., Jefferies, J. M., Hudson, T., . . . Dumville, J. C. (2017). Antiseptics for burns.

The Cochrane database of systematic reviews, 7(7), CD011821. https://doi.org/10.1002/14651858.CD011821.pub2.

Nunamaker, E. A., Otto, K. J., Artwohl, J. E., & Fortman, J. D. (2013). Leaching of heavy metals from water bottle components into the drinking water of rodents. Journal of the American Association for Laboratory Animal Science : JAALAS, 52(1), 22–27. Pubmed.

Núñez, M. (2015). Guía completa de aditivos alimentarios. RBA.

Nuttall, T. J., Marsella, R., Rosenbaum, M. R., Gonzales, A. J., & Fadok, V. A. (2019). Update on pathogenesis, diagnosis, and treatment of atopic dermatitis in dogs. Journal of the American Veterinary Medical Association, 254(11), 1291–1300. https://doi.org/10.2460/javma.254.11.1291. Pubmed.

Oba, P. M., Carroll, M. Q., Alexander, C., Somrak, A. J., Keating, S. C., Sage, A. M., & Swanson, K. S. (2021). Dental chews positively shift the oral microbiota of adult dogs. Journal of animal science, 99(7), skab100. https://doi.org/10.1093/jas/skab100. Pubmed.

Oba, P. M., Carroll, M. Q., Alexander, C., Somrak, A. J., Keating, S. C., Sage, A. M., & Swanson, K. S. (2021). Dental chews positively shift the oral microbiota of adult dogs. Journal of animal science, 99(7), skab100. https://doi.org/10.1093/jas/skab100. Pubmed.

Öhlund, M., Palmgren, M., & Holst, B. S. (2018). Overweight in adult cats: a cross-sectional study. Acta veterinaria Scandinavica, 60(1), 5. https://doi.org/10.1186/s13028-018-0359-7. Pubmed.

ONCE. (2001). Estudio del comportamiento preventivo del Condroitín sulfato sobre la displasia de cadera en perros Labrador Retriever y Golden Retriever durante el periodo de crecimiento. ONCE.

O'neal Coto, K. (2017). Carne de res contiene ácido graso que protege contra el cáncer. Universidad de Costa Rica.

Onghena, M., Van Hoeck, E., Negreira, N., Quirynen, L., Van Loco, J., & Covaci, A. (2016). Evaluation of the migration of chemicals from baby bottles under standardised and duration testing conditions. Food additives & contaminants. Part A, Chemistry, analysis, control, exposure & risk assessment, 33(5), 893–904. . https://doi.org/10.1080/19440049.2016.1171914.

Onghena, M., van Hoeck, E., Vervliet, P., Scippo, M. L., Simon, C., van Loco, J., & Covaci, A. (2014). Development and application of a non-targeted extraction method for the analysis of migrating compounds from plastic baby bottles by GC-MS. Food additives & contaminants. Part A, Chemistry, analysis, control, exposure & risk assessment, 31(12), 2090–2102. Pubmed. https://doi.org/10.1080/19440049.2014.979372.

Otero, M. A., Cabello, A. V., García, L., & López, J. (2000). Tecnología para la utilización integral de la levadura de cerveza en la industria alimenticia. Archivos Latinoamericanos de Nutrición, 50(4), 361-365. Recuperado en 24 de marzo de 2024, de http://ve.scielo.org/scielo.php?script=sci_arttext&pid=S0004-06222. Scielo.

Otto, C. M., Hare, E., Nord, J. L., Palermo, S. M., Kelsey, K. M., Darling, T. A., . . . Coleman, D. (2017). Evaluation of Three Hydration Strategies in Detection Dogs Working in a Hot Environment. Frontiers in veterinary science, 4, 174. https:/. Pubmed.

Oz, F., & Yuzer, M. O. (2016). The effects of cooking on wire and stone barbecue at different cooking levels on the formation of heterocyclic aromatic amines and polycyclic aromatic hydrocarbons in beef steak. Food chemistry, 203, 59–66. https://doi.org/10.1016/j.foodchem.2016.02.041. Pubmed.

P., H. (2010). Nutrition and skin diseases in veterinary medicine. Clinics in dermatology, 28(6), 686–693. https://doi.org/10.1016/j.clindermatol.2010.03.031. Pubmed.

P., T. L. (2000). A perspective on copper and liver disease in the dog. Journal of veterinary diagnostic investigation : official publication of the American Association of Veterinary

Laboratory Diagnosticians, Inc, 12(2), 101–110. https://doi.org/10.1177/104063870001200020. Pubmed.

P., W. (2015). Pancreatitis in dogs and cats: definitions and pathophysiology. The Journal of small animal practice, 56(1), 3–12. https://doi.org/10.1111/jsap.12293. Pubmed.

Pabst, R. (2020). The pig as a model for immunology research. Pubmed.

Parisi, S., & Dongo, D. (2019). Polifenoles y compuestos fenólicos naturales en alimentos, nuevos estudios. https://www.greatitalianfoodtrade.it/es/salute/polifenoli-e-composti-fenolici-naturali-negli-alimenti-nuovi-studi/.

Paßlack, N., Burmeier, H., Brenten, T., Neumann, K., & Zentek, J. (2014). Short term effects of increasing dietary salt concentrations on urine composition in healthy cats. Veterinary journal (London, England : 1997), 201(3), 401–405. https://doi.org/10.1016/j.tvjl.2014.04.015. Pubmed.

Patil, B. C., Sharma, R. P., Salunkhe, D. K., & Salunkhe, K. (1972). Evaluation of solanine toxicity. Food and cosmetics toxicology, 10(3), 395–398. https://doi.org/10.1016/s0015-6264(72)80258-x. Pubmed.

Paulsen, D. B., Buddington, K. K., & Buddington, R. K. (2003). Dimensions and histologic characteristics of the small intestine of dogs during postnatal development. American journal of veterinary research, 64(5), 618–626. https://doi.org/10.2460/ajvr.2003.64.618. Pubmed.

Pedrinelli, V., Gomes, M. O., & Carciofi, A. C. (2017). Analysis of recipes of home-prepared diets for dogs and cats published in Portuguese. Journal of nutritional science, 6, e33. https://doi.org/10.1017/jns.2017.31. Pubmed.

Pelin, M., Brovedani, V., Sosa, S., & Tubaro, A. (2016). Palytoxin-Containing Aquarium Soft Corals as an Emerging Sanitary Problem. Marine drugs, 14(2), 33. https://doi.org/10.3390/md14020033. Pubmed.

Pereira, M., Valério-Bolas, A., Saraiva-Marques, C., Alexandre-Pires, G., Pereira da Fonseca, I., & Santos-Gomes, G. (2019). Development of Dog Immune System: From in Uterus to Elderly. Veterinary sciences, 6(4), 83. https://doi.org/10.3390/vetsci6040083. Pubmed.

Peteliuk, V., Rybchuk, L., Bayliak, M., Storey, K. B., & Lushchak, O. (2021). Natural sweetener Stevia rebaudiana: Functionalities, health benefits and potential risks. EXCLI journal, 20, 1412–1430. https://doi.org/10.17179/excli2021-4211. Pubmed.

Pezzali, J. G. (2020). Effects of different carbohydrate sources on taurine status in healthy Beagle dogs. Journal of animal science, 98(2), skaa010. https://doi.org/10.1093/jas/skaa010. Pubmed.

Phillips, W. E., Mills, J. H., Charbonneau, S. M., Tryphonas, L., Hatina, G. V., Zawidzka, Z., . . . Munro, I. C. (1987). Subacute toxicity of pyridoxine hydrochloride in the beagle dog. Toxicology and applied pharmacology, 44(2), 323–333. https://doi.org/10.1016/0041-008x(78)90194-1. Pubmed.

Phipps, W. R., Martini, M. C., Lampe, J. W., Slavin, J. L., & Kurzer, M. S. (1993). Effect of flax seed ingestion on the menstrual cycle. The Journal of clinical endocrinology and metabolism, 77(5), 1215–1219. https://doi.org/10.1210/jcem.77.5.8077314. Pubmed.

Pibot, P., Biourge, V., Elliott, D., & otros. (2006). Enciclopedia de la nutrición clínica canina. Aniwa SAS.

Pilla, R., & Suchodolski, J. S. (2021). The Gut Microbiome of Dogs and Cats, and the Influence of Diet. The Veterinary clinics of North America. Small animal practice, 51(3), 605–621. https://doi.org/10.1016/j.cvsm.2021.01.002. Pubmed.

Pippitt, K., Li, M., & Gurgle, H. E. (2016). Diabetes Mellitus: Screening and Diagnosis. American family physician, 93(2), 103–109. Pubmed.

Podestá, F. S., & Caquías, D. F. (2023). Postoperative efficacy of chondroprotectors and diacerein in dogs with osteoarthritis secondary to cranial cruciate ligament disease. Open veterinary journal, 13(3), 297–306. https://doi.org/10.5455/OVJ.2023.v13.i3.6. Pubmed.

Poppenga, R. (2010). Poisonous plants. In: Luch, A. (eds) Molecular, Clinical and Environmental Toxicology. Experientia Supplementum, vol 100. Birkhäuser Basel. https://doi.org/10.1007/978-3-7643-8338-1_4. https://link.springer.com/chapter/10.1007/978-3-7643-8338-1_4#citeas.

Premrov Bajuk, B., Zrimšek, P., Kotnik, T., Leonardi, A., Križaj, I., & Jakovac Strajn, B. (2021). Insect Protein-Based Diet as Potential Risk of Allergy in Dogs. Animals : an open access journal from MDPI, 11(7), 1942. https://doi.org/10.3390/ani11071942. Pubmed.

Prokopiw, I., Hynna-Liepert, T. T., Dinda, P. K., Prentice, R. S., & Beck, I. T. (1991). The microvascular anatomy of the canine stomach. A comparison between the body and the antrum. Gastroenterology, 100(3), 638–647. https://doi.org/10.1016/0016-5085(91)80007-v. Pubmed.

Prola, L., Dobenecker, B., Mussa, P. P., & Kienzle, E. (2010). Influence of cellulose fibre length on faecal quality, mineral excretion and nutrient digestibility in cat. Journal of animal physiology and animal nutrition, 94(3), 362–367. https://doi.org/10.1111/j.1439-0396.2008.00916.x. Pubmed.

Queau, Y. B. (2020). Increasing dietary sodium chloride promotes urine dilution and decreases struvite and calcium oxalate relative supersaturation in healthy dogs and cats. Journal of animal physiology and animal nutrition, 104(5), 1524–1530. https://doi.org/10.1111/jpn.1332. Pubmed.

Quinn, P. J., Boldyrev, A. A., & Formazuyk, V. E. (1992). Carnosine: its properties, functions and potential therapeutic applications. Molecular aspects of medicine, 13(5), 379–444. https://doi.org/10.1016/0098-2997(92)90006-l. Pubmed.

R. Buff, P., A. Carter, R., E. Bauer, J., & H. Hersey, J. (2014). Natural pet food: A review of natural diets and their impact on canine and feline physiology. American Society of Animal Science.

R., A. A. (2020). The effect of temperature and storage time on the migration of antimony from polyethylene terephthalate (PET) into commercial bottled water in Kuwait. Acta bio-medica : Atenei Parmensis, 91(4), e2020105. https://doi.org/10.23750/abm.v91i4.8463. Pubmed.

R., M. A. (1994). Salt, hypertension and renal disease: comparative medicine, models and real diseases. Postgraduate medical journal, 70(828), 686–694. https://doi.org/10.1136/pgmj.70.828.686. NCBI.

Ramiro-Puig, E., Pérez-Cano, F. J., Castellote, C., Franch, A., & Castell, M. (2008). El intestino: pieza clave del sistema inmunitario. Revista Española de Enfermedades Digestivas, 100(1), 29-34. https://scielo.isciii.es/scielo.php?script=sci_arttext&pid=S1130-01082008000100006.

Ramos, V., & Vasconcelos, V. (2010). Palytoxin and analogs: biological and ecological effects. Marine drugs, 8(7), 2021–2037. https://doi.org/10.3390/md8072021. Pubmed.

Rand, J. S., Fleeman, L. M., Farrow, H. A., Appleton, D. J., & Lederer, R. (2004). Canine and feline diabetes mellitus: nature or nurture?. The Journal of nutrition, 134(8 Suppl), 2072S–2080S. https://doi.org/10.1093/jn/134.8.2072s. Pubmed.

Rasmussen, H., Mirtaheri, P., Dirven, H., Johnsen, H., Kvarstein, G., Tønnessen, T. I., & Midtvedt, T. (2002). PCO(2) in the large intestine of mice, rats, guinea pigs, and dogs and effects of the dietary substrate. Journal of applied physiology (Bethesda, Md. : 1985), 92(1), 219–224. https://doi.org/10.1152/japplphysiol.00190.2001. Pubmed.

Ravelo Abreu, A., Rubio Armendáriz, C., & Gutiérrez Fernández, A. J. (2011). La ocratoxina A en alimentos de consumo humano: revisión. https://scielo.isciii.es/scielo.php?script=sci_arttext&pid=S0212-16112011000600004. Scielo.isciii.es.

Reid, N. C., ackett, R. M., & Wwlbourn, R. B. (1961). The influence of cortisone on the parietal cell population of the stomach in the dog. Gut, 2(2), 119–122. https://doi.org/10.1136/gut.2.2.119. Pubmed.

Reiser, R. P. (1985). Plasma lipid and lipoprotein response of humans to beef fat, coconut oil and safflower oil. The American journal of clinical nutrition, 42(2), 190–197. https://doi.org/10.1093/ajcn/42.2.190.

Ren, X. X. (20017). Effects of low salt diet on gene expression in dog's heart. Medical sciences, 46(4), 433–438. Pubmed.

resta, J. Y., Oliver, J. M., Jagim, A. R., Fluckey, J., Riechman, S., Kelly, K., . . . Kreider, R. B. (2014). Effects of 28 days of beta-alanine and creatine supplementation on muscle carnosine, body composition and exercise performance in recreationally active females. Journal of the International Society of Sports Nutrition, 11(1), 55. https://doi.org/10.1186/s. Pubmed.

Riobó Agulla, P. (2008). Palitoxinas, ensayos biológicos y métodos químicos para su determinación en organismos marinos. Vigo: CSIC. Universidad de Vigo. Departamento de Biología Funcional y Ciencias de la Salud.

Risso, A. (2016). Conceptos básicos de nutrición en perros y gatos. Colegio de Veterinarios de la Provincia de Buenos Aires.

Rivas-Gil, A., Lárez V., C., Amaro-Luis, J. M., & Bahsas B., A. (2006). 2-Alquil-4-Hidroxi-Tetrahidrofuranos de la Pulpa del Aguacate. Universidad de Los Andes. Venezuela.

Rizo, L., Treviño, R., Arellano, M., & Aburto, E. (2012). Uso de aminoácidos de alto valor en pacientes con falla renal crónica en hemodiálisis. Nutr. clín. diet. hosp. 2012; 32(1):35-40. https://revista.nutricion.org/.

Rong, N. A. (1997). Oryzanol decreases cholesterol absorption and aortic fatty streaks in hamsters. Lipids, 32(3), 303–309. https://doi.org/10.1007/s11745-997-0037-9. Pubmed.

Ronja, N., & Kölle, P. (2021). Adipositas beim Hund – ein Überblick zu den Ursach [Obesity in dogs - A review of underlying reasons]. Tierarztliche Praxis. Ausgabe K, Kleintiere/Heimtiere, 49(4), 284–293. https://doi.org/10.1055/a-1548-2293. Pubmed.

Rossi, G., Pengo, G., Caldin, M., Palumbo Piccionello, A., Steiner, J. M., Cohen, N. D., . . . Suchodolski, J. S. (2014). Comparison of microbiological, histological, and immunomodulatory parameters in response to treatment with either combination therapy with prednisone and metronidazole or probiotic VSL#3 strains in dogs with idiopathic inflammatory bowel disease. PloS one. Pubmed.

Rostaher, A., Fischer, N. M., Kümmerle-Fraune, C., Couturier, N., Jacquenet, S., & Favrot, C. (2017). Probable walnut-induced anaphylactic reaction in a dog. Veterinary dermatology, 28(2), 251–e66. https://doi.org/10.1111/vde.12406. Pubmed.

Rozkowska, E., & Fonberg, E. (1973). Salivary reactions after ventromedial hypothalamic lesions in dogs. Acta neurobiologiae experimentalis, 33(3), 553–562. Pubmed.

Rubino, F., Corona, Y., Pérez, J., & Smith, C. (2018). Bacterial Contamination of Drinking Water in Guadalajara, Mexico. International journal of environmental research and public health, 16(1), 67. https://doi.org/10.3390/ijerph16010067. Pubmed.

Runesvärd, E., Wikström, C., Fernström, L.-L., & Hansson, D. I. (2020). Presence of pathogenic bacteria in faeces from dogs fed raw meat-based diets or dry kibble. VetRecord. https://bvajournals.onlinelibrary.wiley.com/.

S. Boillat, C., P. Gasche, F., Habil, L. Hosgood, G., & BVSc, P. (2010). Assessment of the relationship between body weight and gastrointestinal transit times measured by use of a wireless motility capsule system in dogs. avmajournals.avma.org.

S. Schmidt, J., Rinaldi, S., Scalbert, A., Ferrari, P., Achaintre, D., J. Gunter, M., . . . C. Travis, R. (2016). Plasma concentrations and intakes of amino acids in male meat-eaters, fish-eaters, vegetarians and vegans: a cross-sectional analysis in the EPIC-Oxford cohort. European Journal of Clinical Nutrition.

S., R. E. (1993). Wisteria toxicity. Journal of toxicology. Clinical toxicology, 31(1), 107–112. https://doi.org/10.3109/15563659309000378. Pubmed.

Sabry, A. H., Morsy, A. T., & Morsy, T. A. (2012). Zoonoses from dogs with special reference to Egypt. Journal of the Egyptian Society of Parasitology, 42(3), 583–604. https://doi.org/10.12816/0006343. Pubmed.

Salas-Salvadó, J. (2000). Nutricion y Dietetica Clinica. Elsevier.

Salkowski, A. A., & Penney, D. G. (1994). Cyanide poisoning in animals and humans: a review. Veterinary and human toxicology, 36(5), 455–466. Pubmed.

Salt, C., Morris, P. J., Wilson, D., Lund, E. M., & German, A. J. (2019). Association between life span and body condition in neutered client-owned dogs. Journal of veterinary internal medicine, 33(1), 89–99. https://doi.org/10.1111/jvim.15367. NCBI.

San Martín, D., Iñarra, B., Ibarruri, J., Gutiérrez, M., Fenollosa, R., Estévez, A., . . . Zufía, J. (2023). Subproductos de cerveza como fuente de proteína alternativa para nutraceútica y alimentación en acuicultura. https://www.azti.es/subproductos-de-cerveza-como-fuente-de-proteina-alternativa/#:~:text=subproductos%20de%20cerveza-,Los%20subproductos%20de%20cerveza,respectivamente%20de%20los%20subproductos%20generados.

Sankararaman, S. &. (2018). Are We Going Nuts on Coconut Oil?. Current nutrition reports, 7(3), 107–115. https://doi.org/10.1007/s13668-018-0230-5.

Sanz Tejedor, A. (2006). Tecnología de la celulosa. La industria papelera. Univeridad de Valladolid.

Sawadogo, L., Sepehri, H., & Houdebine, L. M. (1989). Mise en évidence d'un facteur stimulant la sécrétion de prolactine et de l'hormone de croissance dans les drèches de brasserie [Evidence for a stimulating factor of prolactin and growth hormone secretion present in brewery draff]. . Reproduction, nutrition, development, 29(2), 139–146.: Pubmed.

Schmidt, E. S., Newton, G. W., Sanders, S. M., Lewis, J. P., & Conn, E. E. (1978). Laetrile toxicity studies in dogs. JAMA, 239(10), 943–947. Pubmed.

Schmidt, M., Unterer, S., Suchodolski, J. S., Honneffer, J. B., Guard, B. C., Lidbury, J. A., . . . Kölle, P. (2018). The fecal microbiome and metabolome differs between dogs fed Bones and Raw Food (BARF) diets and dogs fed commercial diets. PloS one, 13(8), e0201279. https://doi.org/10.1371/journal.pone.0201279.

Scotti, K. M. (2021). Retrospective evaluation of the effects and outcome of bromethalin ingestion: 192 Dogs (2010-2016). Pubmed.

Semwogerere, F., Katiyatiya, C. L., Chikwanha, O. C., Marufu, M. C., & Mapiye, C. (2020). Bioavailability and Bioefficacy of Hemp By-Products in Ruminant Meat Production and Preservation: A Review. Frontiers in veterinary science, 7, 572906. https://doi.org/10.3389/fvets.2020.572906. Pubmed.

Sepehri, H., Renard, C., & Houdebine, L. M. (1990). Beta-glucan and pectin derivatives stimulate prolactin secretion from hypophysis in vitro. Proceedings of the Society for Experimental Biology and Medicine. Society for Experimental Biology and Medicine (New York, N.Y.), 194(3), 193–197. https://doi.org/1. Pubmed.

Shipman, P. (2021). What the dingo says about dog domestication. Anatomical record (Hoboken, N.J. : 2007), 304(1), 19–30. https://doi.org/10.1002/ar.24517. Pubmed.

Shukla, K. K., Mahdi, A. A., Ahmad, M. K., Shankhwar, S. N., Rajender, S., & Jaiswar, S. P. (2009). Mucuna pruriens improves male fertility by its action on the hypothalamus-pituitary-gonadal axis. Fertility and sterility, 92(6), 1934–1940. https://doi.org/10.1016/j.fertnstert.2008.09.045. Pubmed.

Silva, d., C., M., Guedes, B., P. E., Silva, L., F., . . . N., P. P. (2021). Use of pyridoxine hydrochloride in the interruption of lactation in female dogs with pseudopregnancy. Animal reproduction, 18(1), e20200062. https://doi.org/10.1590/1984-3143-AR2020-0062. Pubmed.

Simões, J. (2008). Evenenamento por glicoalcalóides da batata (solanum tuberosum) em bovinos. http://www.veterinaria.com.pt/media/DIR_27001/VCP1-1-e17.pdf.

Singh, L., & Agarwal, T. (2023). Polycyclic aromatic hydrocarbons in cooked (tandoori) chicken and associated health risk. Risk analysis : an official publication of the Society for Risk Analysis, 43(11), 2380–2397. https://doi.org/10.1111/risa.14110. Pubmed.

Sinha, S., Sharma, S., Vora, J., Shah, H., Srivastava, A., & Shrivastava, N. (2018). Mucuna pruriens (L.) DC chemo sensitize human breast cancer cells via downregulation of prolactin-mediated JAK2/STAT5A signaling. Journal of ethnopharmacology, 217, 23–35. https://doi.org/10.1016/j.jep.2018.02.006. Pubmed.

Smith, C. E., Parnell, L. D., Lai, C. Q., Rush, J. E., & Freeman, L. M. (2021). Investigation of diets associated with dilated cardiomyopathy in dogs using foodomics analysis. Scientific reports, 11(1), 15881. https://doi.org/10.1038/s41598-021-94464-2. Pubmed.

Smith, T. D., & Van Valkenburgh, B. (2021). The dog-human connection. Anatomical record (Hoboken, N.J. : 2007), 304(1), 10–18. https://doi.org/10.1002/ar.24534. Pubmed.

Smola, M. A., Oba, P. M., Utterback, P. L., Sánchez-Sánchez, L., Parsons, C. M., & Swanson, K. S. (2023). Amino acid digestibility and protein quality of mealworm-based ingredients using the precision-fed cecectomized rooster assay. Journal of animal science, 101, skad012. https://doi.org/10.1093/jas/skad012. Pubmed.

Soni, A., & Brightwell, G. (2022). Effect of Hurdle Approaches Using Conventional and Moderate Thermal Processing Technologies for Microbial Inactivation in Fruit and Vegetable Products. Foods (Basel, Switzerland), 11(12), 1811. https://doi.org/10.3390/foods11121811. Pubmed.

Soto-Blanco, B., Marioka, P. C., & Górniak, S. L. (2002). Effects of long-term low-dose cyanide administration to rats. Ecotoxicology and environmental safety, 53(1), 37–41. https://doi.org/10.1006/eesa.2002.2189. Pubmed.

Srivastava, S., Singh, M., George, J., Bhui, K., Murari Saxena, A., & Shukla, Y. (2010). Genotoxic and carcinogenic risks associated with the dietary consumption of repeatedly heated coconut oil. The British journal of nutrition, 104(9), 1343–1352. https://doi.org/10.1017/S0007114510002229. Pubmed.

Stephens-Brown, L., & Davis, M. (2018). Water requirements of canine athletes during multi-day exercise. Journal of veterinary internal medicine, 32(3), 1149–1154. https://doi.org/10.1111/jvim.15091. Pubmed.

Sterczer, A., Gaál, T., Perge, E., & Rothuizen, J. (2001). Chronic hepatitis in the dog--a review. The veterinary quarterly, 23(4), 148–152. https://doi.org/10.1080/01652176.2001.9695104. Pubmed.

Stimbirys, A., Bartkiene, E., Siugzdaite, J., Augeniene, D., Vidmantiene, D., Juodeikiene, G., . . . Cizeikiene, D. (2015). Safety and quality parameters of ready-to-cook minced pork meat products supplemented with Helianthus tuberosus L. tubers fermented by BLIS producing lactic acid bacteria. Journal of food science and technology, 52(7), 4306–4314. https://doi.org/10.1007/s. Pubmed.

Stout, J., Tellinghuisen, D. J., Wunder, D. B., Tatko, C. D., & Rydbeck, B. V. (2019). Variations in sensitivity to chlorine in Ecuador and US consumers: implications for community water systems. Journal of water and health, 17(3), 428–441. https://doi.org/10.2166/wh.2019.297. Pubmed.

Strey, S., Mischke, R., & Rieder, J. (2021). Hypothyreose beim Hund: eine Übersicht [Hypothyroidism in dogs: an overview]. Tierarztliche Praxis. Ausgabe K, Kleintiere/Heimtiere, 49(3), 195–205. https://doi.org/10.1055/a-1367-3387. Pubmed.

Suchodolski, J. S., & Steiner, J. M. (2003). Laboratory assessment of gastrointestinal function. Clinical techniques in small animal practice, 18(4), 203–210. https://doi.org/10.1016/S1096-2867(03)00075-6. Pubmed.

Sud, P., Su, M. K., Greller, H. A., Majlesi, N., & Gupta, A. (2013). Case series: inhaled coral vapor--toxicity in a tank. Journal of medical toxicology : official journal of the American College of Medical Toxicology, 9(3), 282–286. https://doi.org/10.1007/s13181-013-0307-x. Pubmed.

Suez, J., Korem, T., Zeevi, D., Zilberman-Schapira, G., Thaiss, C. A., Maza, O., . . . Elinav, E. (2014). Artificial sweeteners induce glucose intolerance by altering the gut microbiota. Nature, 514(7521), 181–186. https://doi.org/10.1038/nature13793. Pubmed.

Suleman, R., Wang, Z., Aadil, R. M., Hui, T., Hopkins, D. L., & Zhang, D. (2020). Effect of cooking on the nutritive quality, sensory properties and safety of lamb meat: Current challenges and future prospects. Meat science, 167, 108172. https://doi.org/10.1016/j.meatsci.2020.108172. Pubmed.

T., S. (1994). Hypolactasia and lactase persistence. Historical review and the terminology. Scandinavian journal of gastroenterology. Supplement, 202, 1–6. https://doi.org/10.3109/00365529409091739. Pubmed.

Tal, M., M. Parr, J., MacKenzie, S., & Verbrugghe, A. (2018). Dietary imbalances in a large breed puppy, leading to compression fractures, vitamin D deficiency, and suspected nutritional secondary hyperparathyroidism. US National Library of Medicine. National Institutes of Health.

TechInstitute. (2022). Dietética y Nutrición canina y felina.

Teng, M., Zhao, Y. J., Khoo, A. L., Yeo, T. C., Yong, Q. W., & Lim, B. P. (2020). Impact of coconut oil consumption on cardiovascular health: a systematic review and meta-analysis. Nutrition reviews, 78(3), 249–259. https://doi.org/10.1093/nutrit/nuz074. Pubmed.

Tian, H., Yu, J., Li, M., Li, J., Lu, Y., Yu, X., . . . Han, M. (2023). Effect of curcumin on the formation of polycyclic aromatic hydrocarbons in grilled chicken wings. Food chemistry, 414, 135561. https://doi.org/10.1016/j.foodchem.2023.135561. Pubmed.

Toldrá, F., Reig, M., & Mora, L. (2021). Management of meat by- and co-products for an improved meat processing sustainability. Meat science, 181, 108608. https://doi.org/10.1016/j.meatsci.2021.108608. Pubmed.

Toledo González, V., Ortega Ojeda, F., Fonseca, G. M., García-Ruiz, C., Navarro Cáceres, P., Pérez-Lloret, P., & Marín García, M. (2020). A Morphological and Morphometric Dental Analysis as a Forensic Tool to Identify the Iberian Wolf (Canis Lupus Signatus). Animals : an open access journal from MDPI, 10(6), 975. https://doi.org/10.3390/ani10060975.

Tolosa de, J. M. (2020). Dieta BARF para gatos: Alimentación Cruda Biológicamente Apropiada. Independently Published.

Tonchaiyaphum, P. A. (2021). Gastroprotective Activities of Ethanol Extract of Black Rice Bran (Oryza sativa L.) in Rats. Molecules (Basel, Switzerland), 26(13), 3812. https://doi.org/10.3390/molecules26133812.

Tonoike, A., Hori, Y., Inoue-Murayama, M., Konno, A., Fujita, K., Miyado, M., . . . Kikusui, T. (2015). Copy number variations in the amylase gene (AMY2B) in Japanese native dog breeds. Animal genetics, 46(5), 580–583. https://doi.org/10.1111/age.12344. Pubmed.

Topping, D. L., & Clifton, P. M. (2001). Short-chain fatty acids and human colonic function: roles of resistant starch and nonstarch polysaccharides. Physiological reviews, 81(3), 1031–1064. https://doi.org/10.1152/physrev.2001.81.3.1031. Pubmed.

Toresson, L., Steiner, J. M., Suchodolski, J. S., & Spillmann, T. (2016). Oral Cobalamin Supplementation in Dogs with Chronic Enteropathies and Hypocobalaminemia. Journal of veterinary internal medicine, 30(1), 101–107. https://doi.org/10.1111/jvim.13797. Pubmed.

Toresson, L., Suchodolski, J. S., Spillmann, T., Lopes, B. C., Shih, J., Steiner, J. M., & Pilla, R. (2023). The Intestinal Microbiome in Dogs with Chronic Enteropathies and Cobalamin Deficiency or Normocobalaminemia-A Comparative Study. Animals : an open access journal from MDPI, 13(8), 1378. https://doi.org/10.3390/ani13081378. Pubmed.

Tôrres, C. L. (2003). Taurine status in normal dogs fed a commercial diet associated with taurine deficiency and dilated cardiomyopathy. Journal of animal physiology and animal nutrition, 87(9-10), 359–372. https://doi.org/10.1046/j.1439-0396.2003.00446.x.

Triyannanto, E., & Lee, K. T. (2015). Effect of Pre-cooking Conditions on the Quality Characteristics of Ready-To-Eat Samgyetang. Korean journal for food science of animal resources, 35(4), 494–501. https://doi.org/10.5851/kosfa.2015.35.4.494. Pubmed.

Turnbull, D., Rodricks, J. V., Mariano, G. F., & Chowdhury, F. (2017). Caffeine and cardiovascular health. Regulatory toxicology and pharmacology : RTP, 89, 165–185. https://doi.org/10.1016/j.yrtph.2017.07.025. Pubmed.

Tvarijonaviciute, A., Martinez-Subiela, S., Carrillo-Sanchez, J. D., Tecles, F., & Ceron, J. J. (2011). Effects of orchidectomy in selective biochemical analytes in Beagle dogs. Reproduction in domestic animals = Zuchthygiene, 46(6), 957–963. https://doi.org/10.1111/j.1439-0531.2011.01765.x. Pubmed.

U.S. Department of Agriculture. (2022). FoodData Central. https://fdc.nal.usda.gov/.

Uchida, K., & Kamikawa, Y. (2007). Muscularis mucosae - the forgotten sibling. Journal of smooth muscle research = Nihon Heikatsukin Gakkai kikanshi, 43(5), 157–177. https://doi.org/10.1540/jsmr.43.157. Pubmed.

Unión Europea. (2006). Regulation (EC) No 1907/2006 of the European Parliament and of the Council of 18 December 2006 concerning the Registration, Evaluation, Authorisation and Restriction of Chemicals (REACH), (...). https://eur-lex.europa.eu/legal-content/EN/TXT/PDF/?uri=CELEX:02006R1907-20161011&from=EN.

Uriarte, A., Thibaud, J., & Blot, S. (2010). Botulismo en 2 perros urbanos. La revista veterinaria canadiense = La revue veterinaire canadienne , 51 (10), 1139-1142. Pubmed.

V., M. (1968). Sulla intossicazione da prezzemolo usato come mezzo abortivo [On poisoning with parsley used as an abortifacient]. Folia medica. Folia medica (Naples, Italy), 51(8), 601–613. Pubmed.

Vaden, S. L., & Elliott, J. (2016). Management of Proteinuria in Dogs and Cats with Chronic Kidney Disease. The Veterinary clinics of North America. Small animal practice, 46(6), 1115–1130. https://doi.org/10.1016/j.cvsm.2016.06.009. Pubmed.

van der Kooij, D., Veenendaal, H. R., & Italiaander, R. (2020). Corroding copper and steel exposed to intermittently flowing tap water promote biofilm formation and growth of Legionella pneumophila. Water research, 183, 115951. https://doi.org/10.1016/j.watres.2020.115951. Pubmed.

Van Horn, N. L., & Street, M. (2021). Infantile Botulism. In StatPearls. StatPearls Publishing. Pubmed.

Varghese, M., Griffin, C., Abrishami, S., Eter, L., Lanzetta, N., Hak, L., . . . Singer, K. (2021). Sex hormones regulate metainflammation in diet-induced obesity in mice. The Journal of biological chemistry, 297(5), 101229. https://doi.org/10.1016/j.jbc.2021.101229. Pubmed.

Varol, M., Kaya, K., Gülderen, & Rasit Sünbül, M. (2019). Evaluation of health risks from exposure to arsenic and heavy metals through consumption of ten fish species. Pubmed.

Ventura, S., Ruiz, C., Durán, E., Mosquera, M., Bandrés, F., Campos, F., . . . Queraltó, J. M. (2015). Amanitinas. Vol. 8. Núm. 3. Páginas 109-126. Comisión de Toxicología Clínica y Monitorización de Fármacos, Comité Científico, Sociedad Española de Bioquímica Clínica y Patología Molecular (SEQC). Barcelona: elsevier.es.

Verkest, K. R., Rose, F. J., Fleeman, L. M., Rand, J. S., Morton, J. M., Richards, A. A., . . . Whitehead, J. P. (2011). Adiposity and adiponectin in dogs: investigation of causes of discrepant results between two studies. Domestic animal endocrinology, 41(1), 35–41. https://doi.org/10.1016/j.domaniend.2011.03.004. Pubmed.

W., B. J. (2012). Chronic kidney disease in dogs and cats. The Veterinary clinics of North America. Small animal practice, 42(4), 669–vi. https://doi.org/10.1016/j.cvsm.2012.04.008. Pubmed.

W., S. J. (1998). Diet and large intestinal disease in dogs and cats. The Journal of nutrition, 128(12 Suppl), 2717S–2722S. https://doi.org/10.1093/jn/128.12.2717S. Pubmed.

Walczak, J., Shahgaldi, F., & Heatley, F. (1998). In vivo corrosion of 316L stainless-steel hip implants: morphology and elemental compositions of corrosion products. Biomaterials, 19(1-3), 229–237. https://doi.org/10.1016/s0142-9612(97)00208-1. Pubmed.

Wallace, M. S., & Kirk, C. A. (1990). The diagnosis and treatment of insulin-dependent and non-insulin-dependent diabetes mellitus in the dog and the cat. Problems in veterinary medicine, 2(4), 573–590. Pubmed.

Wallis, C., Gill, Y., Colyer, A., Davis, I., Allsopp, J., Komarov, G., . . . Harris, S. (2016). Quantification of Canine Dental Plaque Using Quantitative Light-Induced Fluorescence. Journal of veterinary dentistry, 33(1), 26–38. https://doi.org/10.1177/0898756416639787. Pubmed.

WALTHAM. (2016). WALTHAM publications. https://www.waltham.com/s3media/2020-05/waltham_publications_1960-2016.pdf.

Weber, M. P., Biourge, V. C., & Nguyen, P. G. (2017). Digestive sensitivity varies according to size of dogs: a review. Journal of animal physiology and animal nutrition, 101(1), 1–9. https://doi.org/10.1111/jpn.12507. Pubmed.

Webster, C. R., Center, S. A., Cullen, J. M., Penninck, D. G., Richter, K. P., Twedt, D. C., & Watson, P. J. (2019). ACVIM consensus statement on the diagnosis and treatment of chronic hepatitis in dogs. Journal of veterinary internal medicine, 33(3), 1173–1200. https://doi.org/10.1111/jvim.15467. Pubmed.

Wegenast, C. A., Meadows, I. D., Anderson, R. E., Southard, T., González Barrientos, C. R., & Wismer, T. A. (2022). Acute kidney injury in dogs following ingestion of cream of tartar and tamarinds and the connection to tartaric acid as the proposed toxic principle in grapes and raisins. Journal of veterinary emergency and critical care (San Antonio, Tex. : 2001), 32(6). Pubmed.

Weidner, S., Probst, A., & Kneissl, S. (2012). MR anatomy of salivary glands in the dog. Anatomia, histologia, embryologia, 41(2), 149–153. https://doi.org/10.1111/j.1439-0264.2011.01115.x. Pubmed.

Weihrauch, M. R., & Diehl, V. (2004). Artificial sweeteners--do they bear a carcinogenic risk?. Annals of oncology : official journal of the European Society for Medical Oncology, 15(10), 1460–1465. https://doi.org/10.1093/annonc/mdh256. Pubmed.

Weingart, C., Hartmann, A., & Kohn, B. (2021). Chocolate ingestion in dogs: 156 events (2015-2019). The Journal of small animal practice, 62(11), 979–983. https://doi.org/10.1111/jsap.13329. Pubmed.

Westermarck, E., & Wiberg, M. (2003). Exocrine pancreatic insufficiency in dogs. The Veterinary clinics of North America. Small animal practice, 33(5), 1165–ix. https://doi.org/10.1016/s0195-5616(03)00057-3. Pubmed.

Whyte, A., Whyte, J., Monteagudo, L. V., García-Barrios, A., & Tejedor, M. T. (2021). Periodontal and Dental Status in Packs of Spanish Dogs. Animals : an open access journal from MDPI, 11(4), 1082. https://doi.org/10.3390/ani11041082. Pubmed.

Wieërs, G., Belkhir, L., Enaud, R., Leclercq, S., Philippart de Foy, J. M., Dequenne, I., . . . Cani, P. D. (2020). How Probiotics Affect the Microbiota. Frontiers in cellular and infection microbiology, 9, 454. https://doi.org/10.3389/fcimb.2019.00454. Pubmed.

Wiles, J. S., Vick, J. A., & Christensen, M. K. (1974). Toxicological evaluation of palytoxin in several animal species. Toxicon : official journal of the International Society on Toxinology, 12(4), 427–433. https://doi.org/10.1016/0041-0101(74)90011-7. Pubmed.

Wilkins, A. S., Wrangham, R. W., & Fitch, W. T. (2014). The "domestication syndrome" in mammals: a unified explanation based on neural crest cell behavior and genetics. Genetics, 197(3), 795–808. https://doi.org/10.1534/genetics.114.165423. Pubmed.

Wingart, C., Hartmann, A., & Kohn, B. (2021). Chocolate ingestion in 156 dogs. Pubmed.

Witzel-Rollins, A., Murphy, M., Becvarova, I., Werre, S. R., Cadiergues, M. C., & Meyer, H. (2019). Non-controlled, open-label clinical trial to assess the effectiveness of a dietetic food on pruritus and dermatologic scoring in atopic dogs. BMC veterinary research, 15(1), 220. https://doi.org/10.1186/s12917-019-1929-2. Pubmed.

Wu, Q., Xie, L., & Xu, H. (2018). Determination of toxigenic fungi and aflatoxins in nuts and dried fruits using imaging and spectroscopic techniques. Food chemistry, 252, 228–242. https://doi.org/10.1016/j.foodchem.2018.01.076. Pubmed.

X., W. (2000). Rice hurts the stomach by its stickiness. Medical hypotheses, 54(3), 430–431. https://doi.org/10.1054/mehy.1999.0868.

Xu, B., Liang, S., Zhao, J., Li, X., Guo, J., Xin, B., . . . Ma, W. (2022). Bifidobacterium animalis subsp. lactis XLTG11 improves antibiotic-related diarrhea by alleviating inflammation, enhancing intestinal barrier function and regulating intestinal flora. Food & function, 13(11), 6404–6418. https://doi.org/10.1039/d1fo04305f. Pubmed.

Y., Q. (2019). Nutritional Management of Urolithiasis. The Veterinary clinics of North America. Small animal practice, 49(2), 175–186. https://doi.org/10.1016/j.cvsm.2018.10.004. Pubmed.

Yadav, S., Pickford, R., Zammit, R. A., & Ballard, J. (2021). Metabolomics shows the Australian dingo has a unique plasma profile. Scientific reports, 11(1), 5245. https://doi.org/10.1038/s41598-021-84411-6. Pubmed.

Yamato, O., Kasai, E., Katsura, T., Takahashi, S., Shiota, T., Tajima, M., . . . Maede, Y. (2005). Heinz body hemolytic anemia with eccentrocytosis from ingestion of Chinese chive (Allium tuberosum) and garlic (Allium sativum) in a dog. Pubmed.

Yeksan, M., Polat, M., Türk, S., Kazanci, H., Akhan, G., Erdogan, Y., & Erkul, I. (1992). Effect of vitamin E therapy on sexual functions of uremic patients in hemodialysis. The International journal of artificial organs, 15(11), 648–652. Pubmed.

Yen, J. T., Jensen, A. H., & Simon, J. (1977). Effect of dietary raw soybean and soybean trypsin inhibitor on trypsin and chymotrypsin activities in the pancreas and in small intestinal juice of growing swine. The Journal of nutrition, 107(1), 156–165. https://doi.org/10.1093/jn/107.1.156. Pubmed.

Yonezawa, H., Osaki, T., & Kamiya, S. (2015). Biofilm Formation by Helicobacter pylori and Its Involvement for Antibiotic Resistance. BioMed research international, 2015, 914791. https://doi.org/10.1155/2015/914791. Pubmed.

Yravedra, J., Maté-González, M. Á., Courtenay, L. A., González-Aguilera, D., & Fernández, M. F. (2019). The use of canid tooth marks on bone for the identification of livestock predation. Scientific reports, 9(1), 16301. https://doi.org/10.1038/s41598-019-52807-0.

Yu, C., Guo, Z., Lei, Z., Mao, X., Chen, S., & Wang, K. (2023). Comparison of fecal microbiota of SPF and non-SPF Beagle dogs. Frontiers in veterinary science, 10, 1021371. https://doi.org/10.3389/fvets.2023.1021371. Pubmed.

Zafalon, R. R. (2020). Nutritional inadequacies in commercial vegan foods for dogs and cats. Pubmed.

Zambori, C., Morvay, A. A., Sala, C., Licker, M., Gurban, C., Tanasie, G., & Tirziu, E. (2016). Antimicrobial effect of probiotics on bacterial species from dental plaque. Journal of infection in developing countries, 10(3), 214–221. https://doi.org/10.3855/jidc.6800. Pubmed.

Zeng, X., Guo, F., & Ouyang, D. (2020). A review of the pharmacology and toxicology of aucubin. Fitoterapia, 140, 104443. https://doi.org/10.1016/j.fitote.2019.104443. Pubmed.

Zentrichová, V., Pechová, A., & Kovaříková, S. (2021). Selenium and Dogs: A Systematic Review. Pubmed.

Zhang, H., Liu, Y., Wang, L., & Liu, S. (2022). Iron release and characteristics of corrosion scales and bacterial communities in drinking water supply pipes of different materials with varied nitrate concentrations. Chemosphere, 301, 134652. https://doi.org/10.1016/j.chemosphere.2022.134652. Pubmed.

Zhang, J., Yin, W., Li, P., Hu, C., Wang, L., Li, T., . . . Yuan, J. (2019). Interaction between diet- and exercise-lifestyle and phthalates exposure on sex hormone levels. Journal of hazardous materials, 369, 290–298. https://doi.org/10.1016/j.jhazmat.2019.02.011. Pubmed.

Zhang, X., Shi, K., Liu, Y., Chen, Y., Yu, K., Wang, Y., . . . Jiang, J. (2021). Rapid and efficient method for assessing nanoplastics by an electromagnetic heating pyrolysis mass spectrometry. Journal of hazardous materials, 419, 126506. https://doi.org/10.1016/j.jhazmat.2021.126506. Pubmed.

Zhao, J. C., Mu, Y. L., Gu, X. Y., Xu, X. N., Guo, T. T., & Kong, J. (2022). Site-directed mutation of β-galactosidase from Streptococcus thermophilus for galactooligosaccharide-enriched yogurt making. Journal of dairy science, 105(2), 940–949. https://doi.org/10.3168/jds.2021-20905. Pubmed.

Zheng, M., He, C., & He, Q. (2015). Fate of free chlorine in drinking water during distribution in premise plumbing. Ecotoxicology (London, England), 24(10), 2151–2155. https://doi.org/10.1007/s10646-015-1544-3. Pubmed.

Zhu, L., Jang, G. F., Jastrzebska, B., Filipek, S., Pearce-Kelling, S. E., Aguirre, G. D., . . . Palczewski, K. (2004). A naturally occurring mutation of the opsin gene (T4R) in dogs affects glycosylation and stability of the G protein-coupled receptor. The Journal of biological chemistry, 279(51),. Pubmed.

14.- AGRADECIMIENTOS

Mastín el padre, mastina la madre,
malo será que los hijos no ladren

A mi mujer e hijo.
A mi difunta Fiona.
A mi pequeña Blondi.
A Nieves, por su paciencia y ayuda con este libro.
A mi familia y amigos, que día a día me ayudan con las ganas de seguir escribiendo para transmitir conocimiento.
A la pequeña familia de profesionales caninos K9Plus.es

www.ingramcontent.com/pod-product-compliance
Lightning Source LLC
Chambersburg PA
CBHW071500220526
45472CB00003B/870